艾滋病
实用防治手册

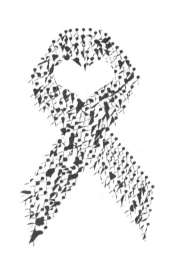

主 编：

杨淑娟　　吉克春农　　余　刚

副主编：

边绍勇　余　彬　　黄玉玲　　袁　丹

编委：

杨淑娟　　吉克春农　　余　刚　　边绍勇

余　彬　黄玉玲　　袁　丹　　李永春

邓　斌　肖志勇　　裴　容　王　菊

王忠红　杨诗凡

U0207443

Ⓝ 四川大学出版社

项目策划：许　奕
责任编辑：许　奕
责任校对：周　艳
封面设计：曹琰琪
责任印制：王　炜

图书在版编目（CIP）数据

艾滋病实用防治手册 / 杨淑娟，吉克春农，余刚主
编 — 成都：四川大学出版社，2020.1
　（实用医疗健康丛书）
　ISBN 978-7-5690-3264-2

Ⅰ．①艾… Ⅱ．①杨…②吉…③余… Ⅲ．①获得性
免疫缺陷综合征－防治－手册 Ⅳ．① R512.91-62

中国版本图书馆 CIP 数据核字 (2019) 第 280544 号

书名　艾滋病实用防治手册
　　　AIZIBING SHIYONG FANGZHI SHOUCE

主　　编　　杨淑娟　吉克春农　余　刚
出　　版　　四川大学出版社
地　　址　　成都市一环路南一段 24 号（610065）
发　　行　　四川大学出版社
书　　号　　ISBN 978-7-5690-3264-2
印前制作　　四川胜翔数码印务设计有限公司
印　　刷　　郫县犀浦印刷厂
成品尺寸　　148mm×210mm
印　　张　　6.25
字　　数　　171 千字
版　　次　　2020 年 1 月第 1 版
印　　次　　2020 年 1 月第 1 次印刷
定　　价　　32.00 元

四川大学出版社
微信公众号

前　言

我国自 1985 年发现首例艾滋病病毒感染者以来，截至 2019 年 10 月底，全国报告存活感染者 95.8 万，艾滋病防控形势仍然严峻。

我国现有艾滋病病毒感染者大部分分布在农村地区，并以贫困农村地区居多。有效遏制艾滋病的流行可以有力地保障人民群众生命健康安全，特别对于贫困农村地区来说，遏制艾滋病的流行对全面打赢脱贫攻坚战、全面实施乡村振兴战略以及全面建成小康社会具有重要意义。艾滋病防治已成为精准脱贫和健康扶贫等重大民生工程的重要任务。基层医疗卫生机构是医疗卫生事业发展的基石，关系到城乡居民健康水平的提升、经济社会可持续发展的大局。当前，做好基层农村地区的艾滋病防治工作，亟待强化基层医疗卫生机构的职责任务，提

1

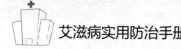

升基层医疗卫生人员的服务能力，提高防治工作质量，切实解决防治措施"最后一公里"问题。因此，编制专业性强、通俗易懂且适用于基层医疗卫生人员的艾滋病防治工作手册，对于提高基层医疗卫生人员的专业技术水平、提升基层卫生保健服务能力、创新健康扶贫模式十分重要。

四川大学华西公共卫生学院和凉山彝族自治州疾病预防控制中心组织相关专家编写了《艾滋病实用防治手册》。手册分为艾滋病流行病学、艾滋病概述、艾滋病检测、艾滋病疫情报告、艾滋病抗病毒治疗、艾滋病病毒感染者的随访管理、艾滋病检测咨询、艾滋病健康教育策略及方法、艾滋病防治相关实践、医源性感染的控制与艾滋病相关职业防护、艾滋病问题的社会分析。我们在编写过程中力求浅显易懂、简明扼要、方便实用，以期能对基层艾滋病防治工作有所帮助。

由于时间仓促，能力所限，错漏之处难免，敬请批评指正。

编者

2019 年 10 月

目　录

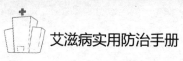

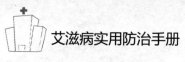

一、艾滋病流行病学

1981 年 6 月，美国首次向全世界报道了 1980 年 10 月至 1981 年 5 月期间先后发现的 5 例经检查确诊为"卡氏肺孢子虫肺炎"且免疫功能极度衰竭的患者。这些患者均为男男同性性行为者。1982 年 9 月，美国疾病预防控制中心（CDC）正式将此病命名为"获得性免疫缺陷综合征"（艾滋病）（acquired immunodeficiency syndrome，AIDS）。1986 年，世界卫生组织（WHO）发布公报，按照国际病毒分类委员会会议决定，将引起艾滋病的病毒称为人类免疫缺陷病毒（human immunodeficiency virus，HIV），也称为艾滋病病毒。

（一）全球艾滋病流行现状

自 1981 年美国在健康的男男同性性行为者中发现多个患罕见卡氏肺孢子虫肺炎和卡波西肉瘤的病例以来，全球艾滋病流行广泛，局部地区形势十分严峻。截至 2018 年年底，全球现存活的 HIV/AIDS 患者总计 3790 万人。

1990—1996 年，新发现 HIV 感染者数呈逐年上升趋势，1997 年达到高峰后（350 万 HIV/AIDS 患者）呈逐年下降趋势[①]。HIV/AIDS 患者主要集中在非洲地区。截至 2018 年，新

---

① 来源：https://ourworldindata.org/hiv-aids。

1

增 HIV 感染者数为 170 万人。全球平均每天新增 HIV 感染者约 5000 人，近 2/3 的 HIV 新感染者在撒哈拉沙漠以南的非洲地区，该地区也是 HIV 感染率最高的区域。博茨瓦纳是全球 HIV 感染率最高的国家，2017 年 15～49 岁年龄段的 HIV/AIDS 患病率高达 22.8%①。

1990—2005 年，因艾滋病死亡的病例数呈逐年上升趋势，后因抗病毒治疗在全球广泛使用，艾滋病的死亡率逐年下降，因艾滋病死亡的病例数也呈现下降趋势。1990 年因艾滋病死亡的人数估计为 29 万人，随后死亡人数逐渐上升。到 2015 年，死亡人数达到峰值，约为 190 万人。从那以后，死亡人数迅速下降，到 2016 年约为 100 万人，其中成人约为 89 万人，15 岁及以下儿童约为 11 万人。死亡人口中，15～49 岁的人口所占比例最高，约占 75%②。截至 2018 年，全球艾滋病死亡率最高的地区是南非地区。

15 岁及以下儿童通常是通过母婴传播途径感染 HIV。全球范围内，现存活的 HIV 感染儿童数量在 2005 年达到峰值，约为 210 万人。至 2017 年，这一数字降低至 180 万③。全球新发现的 HIV 感染的儿童数量在 2000 年达到峰值，在随后的 10 年迅速下降。2017 年全球新发现的 HIV 感染儿童约为 18 万人④，主要在撒哈拉沙漠以南地区。

目前虽然没有治愈艾滋病的方法，但高效抗逆转录病毒药物可使体内 HIV 载量得到控制且有利于预防传播。截至 2018 年年底，全球共有约 2300 万 HIV/AIDS 患者接受了抗病毒治疗，约

---

① 来源：https://ourworldindata.org/hiv-aids。
② 来源：https://ourworldindata.org/hiv-aids。
③ 来源：https://ourworldindata.org/hiv-aids。
④ 来源：https://ourworldindata.org/hiv-aids。

占 HIV/AIDS 患者总数的一半（46%）①，可见抗病毒治疗尚有很大的空间。

HIV/AIDS 孕妇接受抗病毒治疗的比例迅速上升，至 2017 年全球接受抗病毒治疗的 HIV/AIDS 孕妇人数占总人数的百分比达到 80%，南非已经达到 95%②。

在全球范围内，由于抗病毒治疗在 HIV/AIDS 患者中普及，2016 年约 120 万人避免了因艾滋病死亡。如果没有抗病毒治疗，全球因艾滋病死亡人数将是目前年度数字的两倍③。

近年来，全球的艾滋病疫情从以静脉注射吸毒传播为主逐渐转变为以性传播为主。单性伴生活方式和多性伴生活方式等多元文化共存、同性性行为人群逐渐活跃于社会生活中、新型毒品在部分青年人群中受到追捧和青睐、不安全性行为及注射行为等艾滋病流行的危险因素在全球范围广泛存在，艾滋病的流行并没有得到根本遏制。艾滋病已蔓延到世界各地，发达地区和不发达地区均未能幸免。

（二）中国艾滋病流行现状

1. 总体概况

2011—2016 年以来我国新报告的 HIV/AIDS 患者人数和艾滋病死亡人数情况如图 1-1、图 1-2 所示。

---

① 来源：https://ourworldindata.org/hiv-aids。

② 来源：https://ourworldindata.org/hiv-aids。

③ 来源：https://ourworldindata.org/hiv-aids。

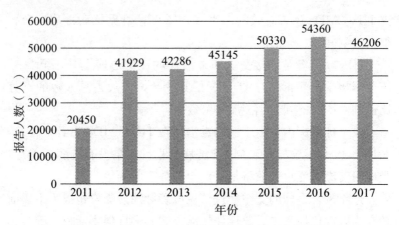

图 1-1　2011—2016 年中国艾滋病发病变化趋势

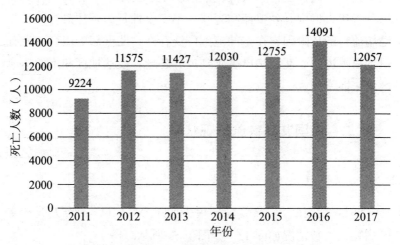

图 1-2　2011—2016 年中国艾滋病死亡变化趋势

中国艾滋病流行趋势呈现四个主要的特点：①全国艾滋病流行趋势保持在较低的水平，但是在某些地区和某些群体中较高；②HIV/AIDS 患者数量继续增加，但患病率在不同人群中的差异却很大；③AIDS 患者数量持续显著上升，而全死因死亡人群数量却趋于稳定；④性传播已经成为艾滋病的主要传播途径，其中男男同性性行为导致的 HIV 感染者的比例逐年上升。

2. 中国艾滋病流行阶段

(1) 1985—1988 年，传入期或称散发期：1985 年 6 月，一名来华旅游因肺部感染死亡的美籍阿根廷男性由血清学检查和尸检确诊为艾滋病，这是中国首次发现并确诊的 AIDS 患者。此阶段发现的 HIV/AIDS 患者主要是外来人员。

(2) 1989—1994 年，局部流行期或称扩散期：1989 年 10月，在云南瑞丽吸毒人群中发现 146 例 HIV 感染者，系从境外传入，主要是来源于泰国的 B 亚型。同年，在全国各地性病患者、归国人员中也陆续发现了少量的 HIV 感染者。此时，一般人群感染率较低。

(3) 1995 年至 20 世纪末，广泛流行期：1995 年发现的 HIV/AIDS 患者在数量上有显著增长。首例母婴传播病例也发现于 1995 年。到 20 世纪末，我国艾滋病传播几乎波及所有人群，艾滋病疫情已由高危人群向一般人群扩散。

在这 20 年期间，我国艾滋病流行呈现以下主要特征：①人群感染率低，但呈上升趋势；②早期传播途径以静脉注射吸毒为主，性传播途径的感染率有上升趋势；③感染者以青壮年为主，年龄范围有扩大趋势；④流行地区以西南边境和大城市为主，有向全国扩散的趋势。

(4) 21 世纪早期：进入 21 世纪以来，我国艾滋病流行形势依然严峻，可分为缓慢增长期和流行稳定期。

1) 缓慢增长期：2001—2006 年，我国 HIV 感染率和 AIDS 发病率呈逐年上升趋势，但增长速度有所减慢。

2) 流行稳定期：2007 年至今，我国艾滋病疫情扩散速度逐步稳定下来，新发现的 HIV 感染者数量一直维持在较低水平，年增长率多在 20% 以下，证明我国这些年来采取各种防治措施

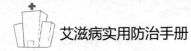

已取得一定成效。

3. 中国艾滋病流行人群分布特征

1985—2010 年，全国累计报告 HIV/AIDS 患者 2.8 万人，男女比例为 4.6∶1，其中 15～49 岁者占 93.9%。2002 年以后，HIV 感染者以男性为主，但女性人数呈现逐年上升趋势，2018年第 3 季度新报告的 HIV 感染者男女比例为 3.2∶1，AIDS 患者男女比例为 3.9∶1。新发现的 HIV 感染者仍以青壮年为主，20～29 岁年龄组感染人数最多，30 岁及以上各年龄组报告病例呈现增加趋势[1]。

2007—2015 年，青年学生中新报告的 HIV 感染者人数呈现上升趋势，新报告人数构成比也呈现上升趋势。但从 2015 年开始，青年学生中新报告的 HIV 感染者人数逐渐趋于平稳，近 10年来青年报告数的构成比从 2008 年的 5.8% 上升到 2018 年的 18.9%[2]。

2006 年新报告 60 岁及以上老年人仅 985 例，之后全国多个地区现存活的 60 岁及以上的 HIV/AIDS 患者数呈现上升趋势，从 2010 年的 4751 例上升到 2018 年的 24465 例，构成比从 7.4% 上升到 16.5%[3]，且以男性为主。

针对流动人口而言，新报告的 HIV/AIDS 患者数呈上升趋势，从 2008 年的 10.2% 增加到 2011 年的 18.2%，传播途径以性传播为主。同时，同性性传播所占的比例有所上升。

---

[1] 来源：中国疾病预防控制中心艾防中心艾滋病疫情分析数据。
[2] 来源：中国疾病预防控制中心艾防中心艾滋病疫情分析数据。
[3] 来源：中国疾病预防控制中心艾防中心艾滋病疫情分析数据。

二、艾滋病概述

（一）HIV 的发展史

艾滋病病毒（HIV）是在首次发现艾滋病病例两年后才分离成功的。HIV 是导致人类免疫系统缺陷的一种病毒，是一种感染人类免疫系统细胞的慢病毒，属于逆转录病毒。HIV 分为两型：HIV－1 和 HIV－2。HIV－1 在全球范围内流行，HIV－2 在西非和西欧呈地区性流行。

艾滋病最初是在非洲被发现的。一种非洲绿猴子身上携带着猴艾滋病病毒，感染者很可能是在杀猴时接触猴血而受到感染，或者在饲养和捕捉猴子时遭到咬、抓造成皮肤损伤，使这种病毒进入人体，逐渐进化为人类 HIV。大约在 20 世纪 60 年代，HIV 逐渐通过加勒比海地区传入美国东部、东南部，进而传入欧洲和亚洲，在全世界广泛蔓延。

1981 年，艾滋病在美国被首次发现；1983 年首次分离鉴定出 HIV－1，并确定其是艾滋病的病原体；1986 年，国际病毒分类委员会将其命名为人类免疫缺陷病毒。

（二）HIV 的形态与致病机制

HIV 直径为 80～120nm，大致呈球形，为二十面体。最外层为病毒包膜，表面镶嵌有刺突，包膜内侧衬有内膜。内膜包被着核衣壳，核心为圆柱状，内含病毒 RNA 和包裹其外的核衣壳蛋白、衣壳蛋白，并携带逆转录酶、整合酶、蛋白酶。一个 HIV 一天可以复制 100 亿个病毒，基因变异的概率约为万分之一，大量而迅速的变异使得疫苗的研发非常困难，这也是目前没有成功研制出艾滋病疫苗的原因之一。

HIV 不是内源性传播的病毒，也就是说人体细胞内并不存在 HIV，病毒本身也不会引发疾病。当人体感染 HIV 后，HIV 把人体免疫系统中最重要的CD4$^+$T 淋巴细胞作为主要攻击目标，大量破坏该细胞，使机体免疫力极度低下，引起各种机会性感染和肿瘤的发生，比如带状疱疹、口腔真菌感染、肺结核、特殊病原微生物引起的肠炎及肺炎等疾病，病死率极高。

（三）HIV 的生存环境及存活时间

HIV 广泛存在于 HIV/AIDS 患者的血液、精液、阴道分泌物、乳汁、脑脊液等，以血液、精液、阴道分泌物中浓度最高。HIV 感染人体后将不断复制，无法被清除，感染者将终身携带 HIV。尽管 HIV 的传染性极强，能够在血液和体液中活的细胞中生存，但离开了这些血液和体液，暴露于空气、水、食物中，HIV 将很快死亡。以下是 HIV 在外界的存活情况：

1. 体外血液

血液离开人体后，其中的 HIV 的存活时间决定于血液中 HIV 的含量。

HIV 含量高的血液，在未干的情况下，即使在室温中放置 96 小时，其中的 HIV 仍然具有活力，即使干涸 2~4 小时，一旦放入培养液中遇到淋巴细胞，HIV 仍然可以进入其中，继续复制；HIV 含量低的血液经过自然干涸 2 小时后，其中的 HIV 活力才丧失。

接触含有 HIV 体液而感染 HIV 的概率极小，因为这些体液很难有机会通过皮肤进入人体的血液。但任何人处理血液、精液、阴道分泌物时都要小心，避免让它们接触到损伤的皮肤或黏膜。

小贴士

在用过的注射针头中残留的血液里，HIV 可以存活数天。这主要是因为血液残留在注射针头里不易干燥，针头可以直接进入人体接触血液。因此，使用过的注射针头具有很强的 HIV 传染危险性。理想的解决方法：不重复使用注射针头，如果要重复使用，在使用前必须经漂白粉或酒精消毒处理。

2. 一般外界环境

空气本身不能杀死 HIV，但暴露在空气中会使含 HIV 的体液干燥，从而使 HIV 很快被破坏。美国疾病预防控制中心报告称：干燥几个小时即可以使 HIV 减少 90%～99% 的活性，只有携带 HIV 的血液或体液从一个人体内直接进入另一个人体内时才能导致传播。然而，HIV 在液体环境中可以存活约 15 天，被 HIV 污染的物品在至少 3 天内有传染性。

3. 实验室环境

在实验室里，即使体液干了，HIV 也可持续存活 15 天（具有传染性）。然而这是在 HIV 浓度极高，而且温度和湿度稳定的情况下，实验室外很难有这样的条件，因此处理体液而感染 HIV 的概率极小。只要处理 HIV/AIDS 患者的标本时注意防护，这些体液很难有机会接触人体血液。但任何人处理血液、精液、阴道分泌物时都要小心，避免它们接触到损伤的皮肤或黏膜（如眼部）。实验室里不小心洒出的血液、体液要清理干净，并用水或肥皂清洗，然后用漂白粉清洁。为了最大限度地保证安全，处理洒出的血液时要戴乳胶手套，清理工作结束后要洗手。

（四）HIV 对外界的抵抗力和灭活方式

HIV 对外界的抵抗力比肝炎病毒低很多，对乙肝病毒（HBV）有效的消毒方法对 HIV 均有效。HIV 离开人体后常暴露于空气、食物中，这些介质本身不能杀死 HIV，但会使含 HIV 的体液干燥，从而使病毒很快被破坏。

较实用的 HIV 的灭活方式包括物理灭活和化学灭活。

（1）物理灭活：HIV 对热很敏感，56℃环境下 30 分钟可使 HIV 在体外对人的 T 淋巴细胞失去感染性，但不能完全灭活血清中的 HIV。目前，WHO 推荐的灭活方法是 100℃处理 20 分钟，可将 HIV 完全灭活。但是，HIV 对紫外线或 γ 射线不敏感，有较强的抵抗力。

（2）化学灭活：HIV 不耐酸，尤其是 pH 值降至 6 及以下时。HIV 对常用的消毒液、去污剂非常敏感，0.2％次氯酸钠、0.1％家用漂白粉、0.1％戊二醛、0.5％NP-40、0.5％多聚甲醛等 5 分钟即可灭活 HIV，30％乙醇溶液 5 分钟、20％乙醇溶液 10 分钟可灭活 HIV。

（五）艾滋病的传染源、传播途径和易感人群

HIV 传播必须同时具备三大条件：第一，有大量的病毒从感染者体内排出（存在传染源）；第二，排出的病毒要经过一定

途径传给他人（存在传播途径）；第三，有足量的病毒进入体内（存在易感人群）。

1. 传染源

HIV/AIDS 患者是传染源，因为 HIV 主要存在于 HIV/AIDS 患者的体液中，包括血液、精液、阴道分泌液、乳汁、伤口渗出液等。任何能够引起体液交换的行为都有传播 HIV 的可能。但是，HIV/AIDS 患者的汗液、唾液、尿液和粪便中不含有或只含有极少的 HIV，因此不会造成传播。

值得注意的是，HIV 传播风险与传染源体内病毒的数量、传播途径、被传播者机体免疫力、性别和患有其他疾病等因素有关。接触早期或晚期传染源感染 HIV 的风险会增加 8~12 倍，因此提倡 HIV/AIDS 患者的早期发现与治疗，并及时做好保护。

2. 传播途径

（1）性传播：艾滋病是一种重要的性传播疾病（sexually transmitted disease，STD）。性传播主要是指男女之间或者男男之间通过阴道交、肛交或口交传播疾病。性传播是目前 HIV 的主要传播途径。

具体原因：HIV/AIDS 患者的精液或阴道分泌物中有大量的病毒，在性活动（包括阴道交、肛交和口交）时，性交部位的摩擦很容易造成生殖器黏膜的细微破损，这时，HIV/AIDS 患者体内的病毒就会趁机进入未感染者的血液中。如果未感染者患有其他性传播疾病，会增大感染 HIV 的风险。因为淋病、梅毒等引起的炎症、溃疡可破坏生殖器黏膜，使 HIV 更容易侵入。

口交也会传播 HIV。与肛交、阴道交相比，口交感染 HIV 的危险低一些，但并不是没有危险。这是因为口腔黏膜薄且易损，口交时若口腔黏膜被破坏，会使得未感染者的口腔在接触感

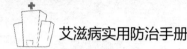
染者的精液或阴道分泌物时引起感染。

值得一提的是，由于直肠的肠壁较阴道壁更薄，分泌黏液较少，更容易因摩擦而破损造成病毒侵入，即使没有明显的损伤，直肠黏膜细胞的自然免疫功能也比阴道黏膜细胞低，所以肛交的危险性比阴道交更大。男男同性性行为者通常通过肛门实现性交，一部分异性性行为者也会尝试肛交，如果不做任何安全保护措施，则具有较高的感染风险。此外，肛交性行为中，无保护的肛交接受方比插入方感染 HIV 的风险更大。

2018 年中国疾病预防控制中心新报告的全国 HIV 感染病例中，性传播占 94.8%，其他（母婴传播、血液传播）占 5.2%。性传播中，异性性传播占 71.5%，同性性传播占 23.3%。因此，性传播已经成为艾滋病传播的主要途径。预防艾滋病性传播的相关宣传和干预工作应引起医疗卫生工作人员的重视。

（2）血液传播：接触或接受来自 HIV 感染者的血液或被 HIV 污染的血液制品是感染 HIV 的重要途径。

人体被输入含有 HIV 的血液或血液制品、使用受 HIV 污染的针具、移植感染者或患者的组织器官、共用剃须刀、在不正规的医院洗牙等均有感染 HIV 的风险。与 HIV 感染者共用针具的感染风险为每次 0.63%～2.4%，直接输入含有病毒的血液的风险则高达 93%。

虽然 2018 年第 3 季度新报告全国静脉注射吸毒传播艾滋病的病例仅占 2.4%，但静脉注射吸毒导致的艾滋病在四川、云南等省份的部分地区的流行形势仍然严峻。预防血液传播不容忽视。

小贴士

有医务工作者在为 HIV/AIDS 患者提供医疗服务的过程中

由于意外刺破皮肤而造成感染。公安司法干警在抓捕犯罪嫌疑人或管理罪犯的过程中也有接触含有病毒的血液造成感染的可能。但因职业暴露感染 HIV 的风险要比感染乙肝病毒（HBV）、丙肝病毒（HCV）小很多。

（3）母婴传播：被 HIV 感染的母亲可能会在怀孕时通过胎盘、分娩时通过产道、产后通过母乳喂养将 HIV 传播给胎儿或者新生儿，其中胎盘感染胎儿最为常见。

没有接受抗病毒治疗，即没有进行母婴阻断的母亲将 HIV 经生产传给孩子的概率是 25％左右，如果加上母乳喂养，会达 25％～35％。感染 HIV 的儿童约 90％由母婴传播导致。HIV 感染的母亲接受抗病毒治疗可显著降低母婴传播率。有研究表明，抗病毒治疗、择期剖宫产及人工奶粉替代喂养等综合干预的母婴阻断措施可以使母婴传播率下降至 2％～5％。

小贴士

多项科学研究结果表明，HIV 的传播主要限于上述三种传播途径。在一般社交场合和工作场所，与 HIV/AIDS 患者的日常接触，如握手、拥抱、共用餐具、咳嗽或打喷嚏等不会传播。从事艾滋病预防和治疗工作的医务工作者只要注意对 HIV/AIDS 患者的体液和排泄物做好消毒隔离防护，就不会增加感染 HIV 的风险。

3. **易感人群**

（1）有高危性行为史者，如男性商业性行为者、女性商业性行为者、HIV/AIDS 患者的未感染配偶或性伴、多性伴者、男男同性性行为者（MSM）、异性肛交性行为者、有性行为的性病患者等。

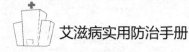

（2）不安全血液及血液制品接触者，如静脉注射吸毒者，怀疑接受过不安全输血者及卖血者，到不正规医院经未严格消毒器械拔牙、美容、文身者，与 HIV 感染者共用牙刷、剃须刀者。

（3）职业暴露人员，如接触 HIV 抗体阳性血液样本的实验室人员、被污染的注射针头或者手术器械刺破皮肤与黏膜的医务工作者等。

（4）感染 HIV 的母亲所生儿童。

实际上，易感人群感染 HIV 的风险与具体高危行为有关。比如，商业性行为的无保护性交、静脉注射吸毒者的共用针具行为都是感染 HIV 的高危行为。目前，一些专家提倡用"高危行为"替代"易感人群/高危人群"的说法，因为不论男女老幼，如果在行为上不注意防范，人人都可能从不同途径受到感染。

（六）艾滋病的临床表现

艾滋病从感染到发病有一个进程。在未进行抗病毒治疗的情况下，个体自感染 HIV 到发病的自然病程平均为 8～10 年，少数可长达 15 年左右，发病后平均 1～3 年死亡。

参照国家《HIV/AIDS 诊断标准及处理原则》，艾滋病的自然病程分为三个时期：急性感染期、无症状潜伏期和艾滋病期（包括艾滋病前期和典型艾滋病期），如图 2-1 所示。

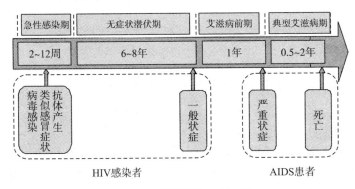

图2-1 艾滋病的自然病程

1. 急性感染期

感染HIV后2~12周，这段时间为艾滋病急性感染期。专家表示，HIV感染的急性感染期症状持续1~3周缓解。

急性感染期，有一部分HIV感染者会出现流感样表现，如发热（96%）、淋巴结肿大（74%）、咽炎（70%）、皮疹（70%）、肌痛或关节痛（54%）、腹泻（32%）、头痛（32%）、恶心和呕吐（27%）、肝脾大（14%）、鹅口疮（12%）、神经症状（12%）。上述临床表现大多较轻微，不经特殊治疗，一般可自行消退。

从HIV感染人体到感染者血清中的HIV抗体、抗原或核酸等感染标志物能被检测出之前的时期，称为窗口期。因此，在接诊这类患者时，应该详细询问患者近期的行为史。此时，患者可能不能被检出感染HIV。

此外，一些求询者可能会自觉一些"急性感染期症状"（如感冒、发烧），于是怀疑自己感染了HIV。在面对这类求询者时，需要告知艾滋病并不是凭症状确诊的，有类似的症状并不能说明感染了HIV，因为许多其他疾病（如感冒、腹泻）也同样会有类似的症状。唯一能够确证感染HIV的就是实验室技术检测。

2. 无症状潜伏期

急性感染期过后，HIV 感染者进入无症状潜伏期。这个时期，HIV 将人体免疫系统的 T 淋巴细胞破坏到不足以维持免疫系统的正常运转，导致人体发病。

成年人无症状潜伏期的时间往往较长，一般为 6～8 年。潜伏期长短与个体体内病毒数量、性别、感染途径、机体免疫状况、营养条件及生活习惯等因素有关。未发病者有的可长期甚至终生成为 HIV 携带者。处于潜伏期的 HIV 感染者，其血液、精液、阴道分泌物、乳汁等均具有传染性。

在无症状潜伏期，HIV 感染者可以没有任何症状地生活和工作多年。除了少数感染者可查到持续性全身淋巴结肿大综合征（PGL），并不会出现其他临床症状或体征。在接近艾滋病期时，HIV 感染者才会表现出一些体征，如体重减轻、腹泻、持续性淋巴结肿大、低热等。在无症状潜伏期，HIV 感染者体内 $CD4^+$ T 淋巴细胞的计数通常在 $200/\mu L$ 以上。在没有进行抗病毒治疗的情况下，病毒载量 6 个月保持稳定或在几年内缓慢增加（每周增加 0.15%）。在潜伏期间，患者 HIV 抗体一直呈阳性，可以通过检测发现 HIV 感染。HIV 感染的诊断标准：

（1）成人、青少年及 18 月龄以上儿童符合下列一项者即可诊断：

1）HIV 抗体筛查试验有反应和 HIV 抗体确证试验阳性；

2）HIV 抗体筛查试验有反应和核酸定性试验阳性；

3）HIV 抗体筛查试验有反应和核酸定量试验 > 5000 cps/mL；

4）有流行病学史或艾滋病相关临床表现，两次 HIV 核酸检测均为阳性；

5）HIV 分离试验阳性。

（2）18 月龄及以下儿童符合下列一项者即可诊断：

1）为 HIV 感染母亲所生和两次 HIV 核酸检测均为阳性（第二次检测需在出生 4 周后采样进行）；

2）有医源性暴露史，HIV 分离试验结果阳性或两次 HIV 核酸检测均为阳性；

3）为 HIV 感染母亲所生和 HIV 分离试验阳性。

小贴士

病毒载量和CD4$^+$T淋巴细胞计数与疾病的预后相关。病毒载量是预测疾病早期进展的重要指标，而CD4$^+$T淋巴细胞计数是晚期感染的重要预测因子。

3. 艾滋病期

随着时间的推移，HIV 感染会大大损伤免疫系统，从而使被感染者表现出临床症状。这些临床症状包括持续性淋巴结肿大、发热或腹泻超过 1 个月、鹅口疮、外阴阴道念珠菌感染、宫颈异型增生或宫颈癌、大于 1 次的带状疱疹、口腔白斑、过敏性紫癜、特发性血小板减少性肉瘤以及各种病毒性感染、细菌性感染、真菌性感染和寄生虫感染。这些感染可成为死亡的直接原因。这些临床症状通常发生在 CD4$^+$T 淋巴细胞计数在 $200\sim500/\mu$L时。虽然这些症状也与许多其他疾病有关，但 HIV 感染者的症状将更频繁、更严重。此阶段称为艾滋病期。

（1）艾滋病期的诊断标准如下。

1）成人及 15 岁（含 15 岁）以上青少年符合下列一项者即可诊断：

• HIV 感染和 CD4＋T 淋巴细胞计数<200/μL；

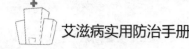

• HIV 感染和伴有至少一种成人 AIDS 指征性疾病。

成人指征性疾病包括：①HIV 消耗综合征；②肺孢子菌肺炎；③食管念珠菌感染；④播散性真菌病（球孢子菌病或组织胞浆菌病）；⑤反复发生的细菌性肺炎，近 6 个月内≥2 次；⑥慢性单纯疱疹病毒感染（口唇、生殖器或肛门、直肠）超过 1 个月；⑦任何的内脏器官单纯疱疹病毒感染；⑧巨细胞病毒感染性疾病（除肝、脾、淋巴结以外）；⑨肺外结核病；⑩播散性非结核分枝杆菌病；⑪反复发生的非伤寒沙门菌败血症；⑫慢性隐孢子虫病（伴腹泻，持续 1 个月以上）；⑬慢性等孢球虫病；⑭非典型性播散性利什曼原虫病；⑮卡波西肉瘤；⑯脑或 B 细胞非霍奇金淋巴瘤；⑰浸润性宫颈癌；⑱弓形虫脑病；⑲马尔尼菲青霉病；⑳肺外隐球菌病，包括隐球菌脑膜炎；㉑进行性多灶性脑白质病；㉒HIV 相关神经认知障碍；㉓有症状的 HIV 相关性心肌病或肾病。

2）15 岁以下儿童符合下列一项者即可诊断：

• HIV 感染和CD4$^+$T淋巴细胞百分比<25%（<12 月龄），或<20%（12~36 月龄），或<15%（37~60 月龄），或CD4$^+$T淋巴细胞计数<200/mm^3（5~14 岁）；

• HIV 感染和伴有至少一种儿童 AIDS 指征性疾病。

儿童指征性疾病包括：①不明原因的严重消瘦，发育或营养不良；②肺孢子菌肺炎；③食管、气管、支气管或肺念珠菌感染；④播散性真菌病（球孢子菌病或组织胞浆菌病）；⑤反复发作的严重细菌性感染，如脑膜炎、骨或关节感染、体腔或内脏器官脓肿、脓性肌炎（肺炎除外）；⑥肺外结核病；⑦播散性非结核分枝杆菌感染；⑧慢性单纯疱疹病毒感染（口唇或皮肤），持续 1 个月以上；⑨任何内脏器官单纯疱疹病毒感染；⑩巨细胞病毒感染，包括视网膜炎及其他器官的感染（新生儿期除外）；⑪慢性隐孢子虫病（伴腹泻）；⑫慢性等孢球虫病；⑬有症状的

HIV 相关性心肌病或肾病；⑭卡波西肉瘤；⑮脑或 B 细胞非霍奇金淋巴瘤；⑯弓形虫脑病（新生儿期除外）；⑰马尔尼菲青霉病；⑱肺外隐球菌病，包括隐球菌脑膜炎；⑲进行性多灶性脑白质病；⑳HIV 相关神经认知障碍。

（2）艾滋病相关机会感染疾病：艾滋病患者会出现以下一种或多种艾滋病指征性疾病。①气管支气管或肺部的念珠菌病；②食管念珠菌病；③侵袭性宫颈癌；④弥散性或肺外球孢子菌病；⑤肺外隐球菌病；⑥慢性肠道隐孢子虫病（病程>1 个月）；⑦除肝、脾、淋巴结外的 CMV 感染；⑧并发失明的巨细胞病毒性视网膜炎；⑨HIV 相关性脑病；⑩单纯疱疹病毒（HSV）引起的溃疡（病程>1 个月）或支气管炎、肺炎、食管炎；⑪弥散性或肺外组织胞浆菌病；⑫卡波西肉瘤；⑬Burkitt 淋巴瘤；⑭免疫母细胞性 T 细胞淋巴瘤；⑮原发性脑淋巴瘤；⑯鸟型分枝杆菌感染；⑰肺部或肺外结核病；⑱弥散性或肺外其他分枝杆菌感染；⑲肺孢子菌肺炎；⑳复发性肺炎；㉑进行性多灶性脑白质病；㉒反复发生的沙门菌性败血症；㉓弓形虫脑病；㉔HIV 相关性消瘦综合征。

4. 预后

HIV 感染者的预后与所感染的 HIV 类型有关。一般而言，HIV-1 感染者较 HIV-2 感染者临床进程快。未经过抗病毒治疗的 HIV-1 感染者，其临床结局可以分为 3 种：①8~10 年的典型进展（占 70%~80%）；②2~5 年的快速进展（≤10%）；③感染者保持健康状态达 10 年以上，长期存活或不进展（≤10%）。

三、艾滋病检测

由于 HIV 感染后不能通过症状发现，因此，HIV 检测对于艾滋病的早发现、早治疗十分重要。HIV 的快速检测是相对于酶联免疫检测在较短时间内获得结果的方法。本章将重点讲解HIV 的快速检测。

（一）检测时间

检测应于窗口期过后，即发生高危行为至少 3 周（21 天）以后，且期间不再有高危行为发生，否则以高危行为发生那天起重新计算天数。检测的操作时间是 15～20 分钟，操作简便、迅速、准确，且带质控对照。试纸检测的准确率为 97％～99％。

小贴士

窗口期是从个体初次感染 HIV 到血液中能检出 HIV 抗体这一段时间。窗口期最短为 3 周，最长不超过 3 个月。

（二）试纸分类

试纸可以分为血检试纸和唾液试纸。血检试纸可检测全血、血浆、血清样本，唾液试纸检测口腔黏膜渗出液样本。

（三）样本采集及注意事项

应按试剂盒说明书的要求采集末梢血或静脉血。采血时要注意安全，应用一次性采血针和一次性真空采血管，采血部位要严格消毒，谨慎操作，防止刺伤皮肤和造成外界污染。

1. 末梢血（通常为指尖血）采集（图3-1）

消毒局部皮肤（成人和1岁及以上儿童可选择耳垂、中指、无名指或食指），用采血针刺破皮肤，用无菌纱布擦掉第一滴血，收集滴出的血液备用。

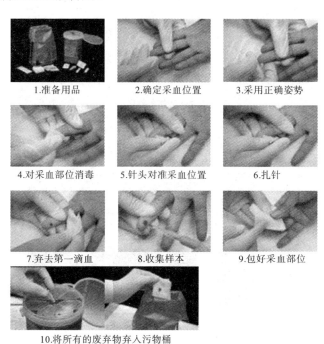

1.准备用品　　2.确定采血位置　　3.采用正确姿势

4.对采血部位消毒　　5.针头对准采血位置　　6.扎针

7.弃去第一滴血　　8.收集样本　　9.包好采血部位

10.将所有的废弃物弃入污物桶

图3-1　末梢血（通常为指尖血）采集

资料来源：《艾滋病病毒抗体快速检测技术手册（2011年）》。

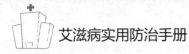
2. 静脉血采集（图 3-2）

消毒局部皮肤，用未加或加 EDTA 抗凝剂的真空采血管抽取适量静脉血备用。

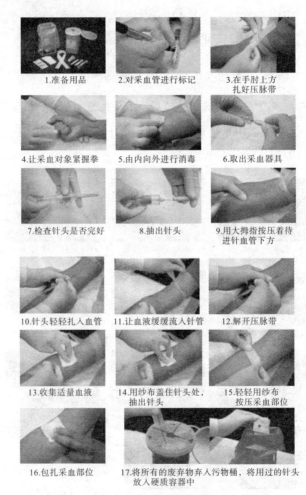

1. 准备用品　　2. 对采血管进行标记　　3. 在手肘上方扎好压脉带

4. 让采血对象紧握拳　　5. 由内向外进行消毒　　6. 取出采血器具

7. 检查针头是否完好　　8. 抽出针头　　9. 用大拇指按压着待进针血管下方

10. 针头轻轻扎入血管　　11. 让血液缓缓流入针管　　12. 解开压脉带

13. 收集适量血液　　14. 用纱布盖住针头处，抽出针头　　15. 轻轻用纱布按压采血部位

16. 包扎采血部位　　17. 将所有的废弃物弃入污物桶，将用过的针头放入硬质容器中

图 3-2　静脉血采集

资料来源：《艾滋病病毒抗体快速检测技术手册（2011 年）》。

3. 唾液采样及检测（图 3－3）

采用口腔拭子从嘴的上牙龈一角开始，从左慢慢擦拭到右，用时 5～6 秒，再从右慢慢擦拭到左，用时 5～6 秒，之后反转口腔拭子从嘴的下牙龈一角重复操作，将口腔拭子放入有样本稀释液的试管中。

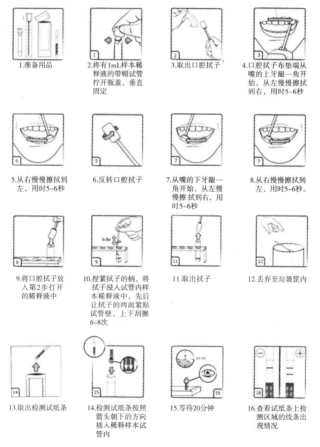

图 3－3　唾液采样及检测

资料来源：《艾滋病病毒抗体快速检测技术手册（2011 年）》。

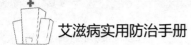

4. 血清采集

将上述未加抗凝剂的真空采血管所收集到的静脉血在室温下自然放置 1~2 小时，放在合适的无菌保存管中备用。

5. 血浆采集

将上述加抗凝剂的真空采血管所收集到的静脉血以 1500~3000 转/分钟离心 15 分钟，上层即为血浆，吸出置于合适的无菌保存管中备用。

（四）样本保存

用于抗体检测的血清或血浆样品在短期（一周）内进行检测可存放于 2~8℃的环境，一周以上应存放于-20℃以下的环境。

（五）快检操作

第一，从铝箔袋取出检测试纸，放置在干燥洁净的表面。

第二，将现采或者保存的血液样本滴一滴到加样孔中，10秒后，滴一滴缓冲液（注：血液和缓冲液都不要过多，以免造成压板；当标本为血清时，不需要滴加缓冲液）。

第三，等待。15~20 分钟时读取结果，超过 30 分钟或者太早，结果都是不准确的。

（六）快检结果及快检流程

1. 快检结果读取（图 3－4）

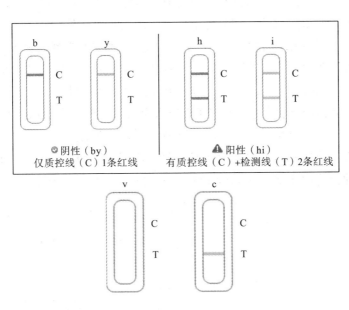

图 3－4　快检结果读取

注：▬▬为红色。

（1）阴性（－）结果：仅质控线（C）变红，说明这是一个安全的结果。

（2）阳性（＋）结果：有质控线（C）和检测线（T）两条红线，这是一个危险的结果，说明有可能感染 HIV（怀疑感染HIV，还需要进一步确证）。

（3）无效的结果：质控线（C）没有变红，说明检测无效，为避免检测失败，加血量需要一大滴，并注意操作的规范性。

2. 快检流程

（1）检测点有两种快速检测试剂（快检试剂）。

1）初筛试验：先用灵敏性高的一种快速检测试剂。结果为阴性，则报告阴性；结果为阳性，则进入复检试验。

2）复检试验：在同一检测点，用第一种快速检测试剂加上第二种快速检测试剂进行复检。两种快速检测试剂的复检结果均为阴性，则报告阴性；如为一阴一阳或两种均为阳性，则按《全国艾滋病检测技术规范》要求送艾滋病确证实验室进行确证试验。

根据检测结果进行咨询：检测结果为阴性的按阴性咨询；对两种快速检测结果均为阳性或一阴一阳者，按照疑似阳性咨询。两种快速检测试剂的 HIV 抗体快速检测流程如图 3-5 所示。

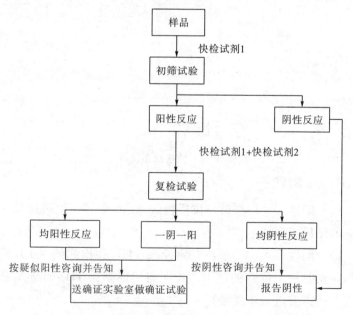

图 3-5　两种快速检测试剂的 HIV 抗体快速检测流程

（2）检测点只有一种快速检测试剂。用该种快速检测试剂进行初筛试验。检测结果为阴性，则报告阴性；检测结果为阳性，则直接送样至艾滋病筛查实验室进行复检试验。一种快速检测试剂的 HIV 抗体快速检测流程如图 3-6 所示。

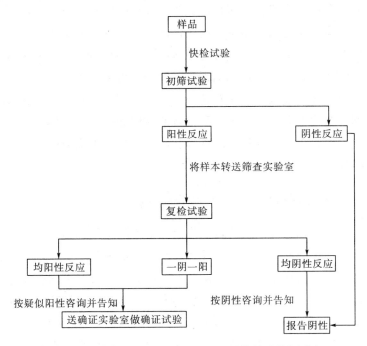

图 3-6 一种快速检测试剂的 HIV 抗体快速检测流程

（七）结果报告及注意事项

1. HIV 检测抗体阴性后的告知程序

（1）结果核实：首先核对受检者的编号和结果，确保检测结果的准确性。

（2）结果解释：直接向受检者告知检测结果，解释检测阴性结果的意义。

（3）帮助制订高危行为改变计划：对于了解到有高危行为的求询者，可以帮助制订改变个人高危行为的计划。比如讨论应采取的安全性行为措施，包括避免接触体液的性行为方式、使用安全套、避免性行为前酗酒和使用毒品、减少性伴数量等；讨论应采取的安全注射行为，包括避免静脉注射吸毒和共用注射器吸毒、清洁针具交换、针具消毒、美沙酮维持治疗等。

（4）转介建议：对于有转介需求的个别受检者，可以将其转介到规范化性病门诊、美沙酮维持治疗门诊、针具交换点、心理咨询门诊等机构接受相应的诊疗和服务。鼓励求询者促使其性伴或同伴接受 HIV 咨询和检测。

2. HIV 检测抗体阳性后的告知程序

（1）告知检测结果：首先核对受检者的编号和结果，确保检测结果的准确性。对初筛阳性者，咨询员应解释初筛阳性结果的含义，解释初筛阳性只是怀疑阳性，还需要经过确证试验才能得出是否感染艾滋病的结论。解释进行 HIV 抗体检测复查和确证试验的重要性，告知受检者获得确证结果的时间、地点和方式，并负责核实受检者的基本信息和联系方式。评估受检者对结果的理解，说明 HIV 感染者和 AIDS 患者的区别。

（2）提供情感支持：允许受检者有足够的时间思考和理解检测结果，鼓励 HIV/AIDS 患者谈论内心感受和进行情感宣泄，与求询者讨论出现这些情绪反应的原因，帮助其制订对策。

（3）鼓励其告知配偶/固定性伴和动员检测：与受检者讨论告知配偶/固定性伴及检测的益处。将感染状况告诉配偶/固定性伴，有助于获得对方的精神支持和生活上的帮助，并有利于实施安全的性行为。配偶告知可以由 HIV/AIDS 患者本人告知或由告知责任人、随访责任人协助告知。对于暂时不能告知配偶的 HIV/AIDS 患者，应与其进行减少危险行为的交流，尽可能使其承诺采取预防进一步传播艾滋病的措施。

（4）提供治疗和关怀转介服务：向受检者介绍相关检测、艾滋病抗病毒治疗、机会性感染的预防和治疗、结核病治疗等服务信息，并介绍生活救助等信息，提供必要的转介服务。

（5）提供后续咨询和行为改变计划：向受检者介绍后续随访和支持咨询的程序，并提供相关宣传资料，必要时免费提供安全套。给受检者提供避免再次传播的信息和方法，包括安全套使用方法、美沙酮维持治疗知识、清洁针具交换知识等，并讲解感染者依法享有的权利、应承担的法律义务及社会责任。

（6）疫情报告和感染者管理：对阳性受检者应做好解释动员工作，对其进行实名登记，登记其住址和联系方式，方便随访和目前管理。填写传染病报告卡和艾滋病信息附卡，及时进行疫情报告。

（八）HIV 确证试验

HIV 确证实验室通过检测样本中是否存在 HIV 抗体、抗原或核酸确定是否发生 HIV 感染。一是抗体确证试验，如免疫印迹法（WB）、条带/线性免疫试验（RIBA/LIA）、特定条件下的替代检测、免疫层析或免疫渗滤试验；二是核酸检测。我国目前采用的确证方法是免疫印迹法。HIV 确证实验室通过与 HIV 不同的病毒蛋白反应来检测血浆或血清中的 HIV 抗体。根据出现条带的情况，判断待测样品为阳性、阴性或不确定。

1. 结果判定标准

（1）HIV-1 抗体阳性（＋），需符合以下标准之一：

1）至少有 2 条 env 带（gp41 和 gp160/gp120）出现，或至少 1 条 env 带和至少 1 条 gag 或 pol 带同时出现；

2）符合国家批准的 HIV 抗体确证试剂盒提供的阳性判定标准。

（2）HIV-2 抗体阳性（＋），需符合以下标准之一：

1）至少有 2 条 env 带（gp36 和 gp140/ gp105）；

2）符合国家批准的 HIV 抗体确证试剂盒提供的阳性判定标准。

（3）HIV 抗体阴性（－）：无 HIV 抗体特异条带出现。

（4）HIV 抗体不确定（±）：出现 HIV 抗体特异条带，但不足以判定阳性。

2. 出现不确定检测结果的主要原因

（1）受检者正处于窗口期。

（2）艾滋病进程到了晚期，抗体水平下降。

（3）其他非病毒蛋白抗体的交叉反应，如自身免疫性疾病、某些恶性疾病、怀孕、输血或器官移植等情况。

3. HIV 抗体确证试验结果的处理

确证试验结果阳性，报告 HIV 抗体阳性；确证试验结果阴性，报告 HIV 抗体阴性；确证试验结果不确定，报告 HIV 抗体不确定，并建议 2~4 周后随访或尽快做 HIV 核酸检测。

四、艾滋病疫情报告

按照《中华人民共和国传染病防治法》，艾滋病是法定的乙类传染病。根据法律规定，任何医疗机构、疾病预防控制机构及采供血机构的职务人员发现法律规定的传染病及其他传染病暴发、流行，或有不明原因的传染病时，都应该及时依照法律程序进行疫情报告。

（一）疫情报告原则

（1）艾滋病疫情报告遵循"谁发现、谁报告"的原则。

（2）艾滋病疫情报告遵循实名制报告的原则。

（3）艾滋病疫情报告遵循以实验室检测结果为依据的原则。

（4）艾滋病疫情报告遵循属地管理，依照法定内容、程序、方式、时限报告的原则。

小贴士

艾滋病疫情通常只报告 HIV 抗体确证试验阳性的人。18 月龄以下的婴幼儿，HIV 抗体确证试验阳性，可能是受母亲抗体的影响，因此 18 月龄以下的婴幼儿通常不做疫情报告。

需要注意的是，18 月龄以下的婴幼儿如果做了早期核酸检测，不同时间的两次核酸检测均为阳性，可以进行疫情报告。

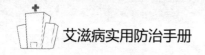
（二）疫情报告范围

应该根据《艾滋病和艾滋病病毒感染诊断标准》（WS293－2019），首先区别是 HIV 感染还是 AIDS，然后分类进行报告。

1. 报告为 HIV 感染

（1）成人、青少年及 18 月龄以上儿童，HIV 抗体筛查试验结果阳性和 HIV 抗体确证试验阳性即可诊断为 HIV 感染并报告。

（2）18 月龄及以下婴儿，符合下列一项即可诊断并报告：①为 HIV 感染母亲所生，两次核酸检测均为阳性（第二次检测在出生 4 周后进行）；②为 HIV 感染母亲所生且 HIV 分离试验阳性；③有医源暴露史，HIV 分离试验阳性或两次核酸检测均为阳性。

2. 报告为 AIDS

（1）成人及 15 岁（含 15 岁）以上青少年，发生 HIV 感染和$CD4^+$T淋巴细胞计数<$200/\mu L$，或 HIV 感染并伴有一种艾滋病相关成人指征性疾病。

（2）15 岁以下儿童，符合以下诊断标准即可诊断并报告为AIDS：①HIV 感染和$CD4^+$T淋巴细胞百分比<25%（<12 月龄），或<20%（12～36 月龄），或<15%（37～60 月龄）；$CD4^+$T淋巴细胞计数<$200/\mu L$（5～14 岁）。②HIV感染并伴有艾滋病相关儿童指征性疾病。

3. 责任报告单位及责任报告人

各级各类医疗机构、疾病预防控制中心、采供血机构均为责任报告单位，单位的执行职务人员、乡村医生、个体开业医生均为责任报告人。责任报告单位及责任报告人必须按照《中华人民共和国传染病防治法》的规定进行疫情报告。

（三）疫情报告工作及要点

1. 疫情报告方式及时限

有网络报告条件的责任报告单位，在收到"HIV 抗体确证检测报告单"后，收集、核对传染病报告卡及传染病报告卡艾滋病性病附卡的信息，并于 24 小时内登录传染病报告信息管理系统完成网络直报。

不具备网络直报条件的责任单位应该在 24 小时内将传染病报告卡和传染病报告卡艾滋病性病附卡报送到所在地（市、县、区）疾病预防控制中心。当地疾病预防控制中心在收到后 2 小时内完成网络直报。

2. 疫情报告内容

传染病报告卡见表 4-1。传染病报告卡艾滋病性病附卡见表 4-2。

表 4-1 传染病报告卡

卡片编号：_____   报卡类别*：1. 初次报告 2. 订正报告

姓名*：_____ （患儿家长姓名：_____）
有效证件号*：☐☐☐☐☐☐☐☐☐☐☐☐☐☐☐☐☐☐
性别*：☐男 ☐女
出生日期*：_____年_____月_____日（如出生日期不详，实足年龄：_____ 年龄单位：☐岁☐月☐天）

工作单位（学校）：＿＿＿＿＿＿＿＿＿＿＿＿ 联系电话：＿＿＿＿＿＿

病人属于*：□本县区　□本市其他县区　□本省其他城市
　　　　　□外省　□港澳台　□外籍

现住址（详填）*：＿＿＿＿省＿＿＿＿市＿＿＿＿县（区）＿＿＿＿乡
（镇、街道）＿＿＿＿村＿＿＿＿（门牌号）

人群分类*：□幼托儿童、□散居儿童、□学生（大中小学）、□教师、
□保育员及保姆、□餐饮食品业从业人员、□商业服务从业
人员、□医务人员、□工人、□民工、□农民、□牧民、□
渔（船）民、□干部职员、□离退人员、□家务从业人员及
待业者、□不详、□其他

病例分类*：(1) □疑似病例、□临床诊断病例、□确诊病例、□病原携
带者
(2) □急性、□慢性（乙型肝炎*、血吸虫病*、丙型肝炎）

发病日期*：＿＿＿＿年＿＿月＿＿日

诊断日期*：＿＿＿＿年＿＿月＿＿日＿＿时

死亡日期：＿＿＿＿年＿＿月＿＿日

甲类传染病*：
□鼠疫　□霍乱

乙类传染病*：
□传染性非典型肺炎、艾滋病（□艾滋病病人、□HIV）、病毒性肝炎
（□甲型□乙型□丙型□丁型□戊型□未分型）、□脊髓灰质炎、□人感
染高致病性禽流感、□麻疹、□流行性出血热、□狂犬病、□流行性乙
型脑炎、□登革热、炭疽（□肺炭疽□皮肤炭疽□未分型）、痢疾（□细
菌性□阿米巴性）、肺结核（□利福平耐药□涂阳□仅培阳□菌阴□未痰
检）、□伤寒（□伤寒□副伤寒）、□流行性脑脊髓膜炎、□百日咳、白
喉、□新生儿破伤风、□猩红热、□布鲁氏菌病、□淋病、梅毒（□Ⅰ
期□Ⅱ期□Ⅲ期□胎传□隐性）、□钩端螺旋体病、□血吸虫病、疟疾
（□间日疟□恶性疟□未分型）、□人感染 H7N9 禽流感

丙类传染病*： □流行性感冒、□流行性腮腺炎、□风疹、□急性出血性结膜炎 □麻风病、□流行性和地方性斑疹伤寒、□黑热病、□包虫病、□丝虫病、□除霍乱、细菌性和阿米巴性痢疾、伤寒和副伤寒以外的感染性腹泻病、□手足口病
其他法定管理以及重点监测传染病：
订正病名：＿＿＿＿＿＿＿＿＿＿　退卡原因：＿＿＿＿＿＿＿＿＿＿
报告单位：＿＿＿＿＿＿＿＿＿＿　联系电话：＿＿＿＿＿＿＿＿＿＿
填卡医生*：＿＿＿＿＿＿＿　填卡日期*：＿＿＿年＿＿月＿＿日
备注：

传染病报告卡填卡说明

卡片编码：由报告单位自行编制填写。

姓名：填写患者的名字，如果登记身份证号码，则姓名应该和身份证上的姓名一致。

患儿家长姓名：14岁及以下的患儿要求填写家长姓名。

有效证件号：必须填写有效证件号，包括居民身份证号、居民健康卡卡号、社会保障卡卡号、新农合医疗卡卡号。尚未获得身份识别号码的人员用特定编码标识。

性别：在相应的性别前打"√"。

出生日期：出生日期与年龄只选择一栏填写即可，不必同时填报出生日期和年龄。

实足年龄：出生日期不详的用户填写实足年龄。

年龄单位：对于新生儿和只有月龄的儿童，注意选择年龄单位为天或月。

工作单位（学校）：填写患者的工作单位。学生或幼托儿童须详细填写所在学校及班级名称。

联系电话：填写患者的联系方式。

病人属于：在相应的类别前打"√"，用于标识病人现住地址与就诊医院所在地区的关系。

现住址：至少须详细填写到乡镇（街道）。现住址原则上填写患者发病时的居住地，不是户籍地址。如患者不能提供本人现住址，则填写报告单位地址。

人群分类：在相应的职业名前打"√"。

病例分类：在相应的类别前打"√"。

发病日期：本次发病日期。在疾病预防控制中心、医院等机构，HIV携带者填初检日期或就诊日期；采供血机构报告填写献血者献血日期。

诊断日期：HIV感染者或艾滋病病人填写接到确认（替代策略、核酸）检测阳性报告单的日期。

死亡日期：艾滋病病人和HIV感染者死亡，不论是否因艾滋病死亡，均须及时进行死亡报告，填写病例的实际死亡时间。

疾病名称：在做出诊断的病名前打"√"。

其他法定管理以及重点监测传染病：填写纳入报告管理的其他传染病病种名称。

订正病名：填写订正前的病名。

退卡原因：填写卡片填报不合格的原因。

报告单位：填写报告传染病的单位。

填卡医生：填写传染病报告卡的医生姓名。

填卡日期：填写本卡的日期。

备注：用户可填写文字信息，如最终确诊的非法定传染病的病名等。诊断为耐多药肺结核或订正诊断为耐多药肺结核的患者在此栏补充填写"MDRTB"。

注：报告卡带"＊"部分为必填项目。

表4-2　传染病报告卡艾滋病性病附卡

卡片编号：_____

患者姓名：_____（患儿家长姓名：_____）

民族：_____族

婚姻状况：□未婚　□已婚有配偶　□离异或丧偶　□不详

文化程度：□文盲　□小学　□初中　□高中或中专　□大专及以上

户籍地址（详填）：_____省_____市_____县_____乡（镇、街道）_____村_____（门牌号）

疾病名称：
□艾滋病病毒感染　　　　　□艾滋病
□梅毒（Ⅰ期、Ⅱ期、Ⅲ期、胎传、隐性）　　□淋病
□生殖道沙眼衣原体感染（确诊病例、无症状感染）　□尖锐湿疣
□生殖器疱疹

接触史（可多选）：
□注射毒品史（在您记忆中有_____人与您共用过注射器?）
□非婚异性性接触史（□非商业　□商业　在您记忆中有_____人与您有过非婚性行为?）
□配偶/固定性伴阳性
□男男同性性行为史（在您记忆中有_____人与您有过同性性行为?）
□献血（浆）史　□输血（血制品）史　□母亲阳性　□职业暴露史
□手术史　□其他_____（请注明）　□不详

性病史：
□有　□无　□不详

最可能的感染途径（单选）：
□注射毒品　　　□异性传播　　　□同性传播　　　□性接触+注射毒品
□采血（浆）　　□输血/血制品　　□母婴传播　　　□职业暴露
□其他_____（请注明）　　　□不详

检测样本来源（单选）：
□术前检测　　　　　　　　　　□受血（血制品）前检测
□性病门诊　　　　　　　　　　□其他就诊者检测
□婚前检查（含涉外婚姻）　　　□孕产期检查
□检测咨询　　　　　　　　　　□阳性者配偶或性伴检测
□女性阳性者子女检测　　　　　□职业暴露检测
□娱乐场所人员体检　　　　　　□有偿供血（浆）人员检测
□无偿献血人员检测　　　　　　□出入境人员体检
□新兵体检　　　　　　　　　　□强制/劳教戒毒人员检测
□妇教所/女劳教人员检测　　　　□其他羁押人员体检
□专题调查　　　　　　　　　　□其他_____（请注明）

实验室检测结论：
□确认检测阳性　□替代策略检测阳性
确证（替代策略）检测阳性日期：_____年___月___日
确证（替代策略）检测单位：_____

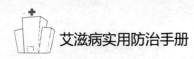

艾滋病确诊日期 ：_____年___月___日	
报告单位：_____	联系电话：_____
报告医生：_____	填卡日期：_____年___月___日
备注：	

注：＊只有确诊为艾滋病病人时填写此项。

传染病报告卡艾滋病性病附卡填卡说明

卡片编号：由网络报告系统自动生成，与传染病报告卡一致。报告医生不填写此项内容，网络直报后，由报告单位网络直报录入人员将网络自动生成的编号抄写至此空白处。

患者姓名：根据患者身份证或户口簿登记的姓名填写。如患者为14岁以下的未成年人，还应填写其家长或监护人的姓名，与传染病报告卡一致。

民族：根据身份证或户口簿填写所属民族。

婚姻状况：指被调查时的婚姻状况。

文化程度：在相应的文化程度前打√。

户籍地址：指户口所在地地址，至少须详细填写到乡镇（街道）。按身份证或户口簿上的住址填写。

疾病名称：在做出诊断的病名前打√。

接触史：可以多选，根据临床询问病史或流行病学调查情况，在其曾有过的所有接触经历前打"√"。接触史应按照如下规定选择：尽可能问清接触史，避免选择"不详"，如在"其他"前打"√"，则不可再选择"不详"。

①注射毒品史：包括静脉或肌肉等方式注射毒品，不包括单纯口吸、鼻吸等不刺破皮肤、黏膜的吸毒方式。

②非婚异性性接触史：指与非婚异性性伴（不包括固定的同居异性）的性接触经历。商业异性性接触史：指与非婚异性发生商业性性接触的经历。非商业异性性接触史：指与非婚异性发生非商业性性接触的经历。

③配偶/固定性伴阳性：指其配偶/固定性伴已被确诊感染HIV。

④男男同性性行为史：指有男性与男性间无保护的肛交或口交经历。

⑤献血（浆）史：指 1998 年前献过血或血浆等。

⑥输血/（血制品）史：指输受过全血、成分血、血浆、血制品等。

⑦母亲阳性：指母亲已被确诊感染 HIV。

⑧职业暴露史：指在从事艾滋病防治工作及相关工作的过程中因职业活动被 HIV 感染者或艾滋病病人的血液、体液，或携带 HIV 的生物样本、废弃物污染了皮肤或者黏膜，或者被含有 HIV 血液、体液污染的医疗器械及其他器具刺伤皮肤等情况，导致感染或可能感染 HIV。

⑨手术史：各类手术及其他所有侵入性操作。

⑩其他：上述未列举但可能造成 HIV 传播的接触史。如在此选项前打"√"，应在后面空白处进行说明。

最可能的感染途径：该项是由填表人根据 HIV 感染者或艾滋病病人的接触史和高危行为综合判断 HIV 感染者或艾滋病病人最可能的感染途径，并注意与年龄、性别等其他信息的逻辑校验。在相应的列举途径前打"√"。如果有不在列举范围内的明确的感染途径，在"其他"前打"√"，并将相应感染途径填写在"其他"后的下划线上。

①注射毒品：推断注射毒品感染，须有注射毒品史，与其他人共用针具的情况。

②异性传播：推断异性传播，须有非婚异性性接触史（包括商业性或非商业性的），或者配偶/固定性伴阳性。

③同性传播：推断同性传播，须有男男同性性接触史。

④性接触＋注射毒品：推断"性接触＋注射毒品"感染，须既有高危性接触史，又有注射毒品史，且无法推断具体哪项感染。

⑤采血（浆）：推断"采血（浆）"感染，须具备以下必要条件并符合参考条件中的一项。A. 必要条件：Ⅰ 1980 年及以前出生；Ⅱ 病例报告后，首次CD4$^+$ T淋巴细胞计数检测结果在 350/μL 及以下。B. 参考条件：Ⅰ 报告病例需提供 1998 年及以前的采血浆证或在当地相关机构的采血浆记录中能够查到其相关记录；Ⅱ 既往大筛查时 HIV 检测结果为阳性（包括初筛阳性或替代策略阳性），后因各种原因未进行 HIV 确认实验而未报告的病例。

⑥输血/血制品：对于 1998 年及以前输血感染，应同时具备以下三个

条件：Ⅰ应有医疗文件证明其受血地点和受血记录；Ⅱ所在医院曾经有过输血感染 HIV 案例；Ⅲ病例报告后，首次CD4$^+$T淋巴细胞计数检测结果在 350/μL 及以下。1999 年及以后输血感染，应同时具备以下两个条件：Ⅰ应有医疗文件证明其受血地点和受血记录。Ⅱ要进行血源（或供血者）追溯，血源 HIV 核酸检测（或供血者 HIV 抗体检测）结果为阳性。输血制品途径感染的报告在排除其他传播途径后，应同时具备以下两个条件：Ⅰ报告病例有明确的医疗文件或医疗记录证明 1998 年之前曾经输注过Ⅷ因子；Ⅱ若是自购Ⅷ因子，应提供当时购买发票或其他票据；Ⅲ病例报告后，首次CD4$^+$T淋巴细胞计数检测结果在 350/μL 及以下。

⑦母婴传播：原则上母亲已经被确诊感染 HIV。

⑧职业暴露：报告传播途径为"职业暴露"，需要按照《职业暴露感染艾滋病病毒处理程序规定》的相关要求进行。

⑨其他：上述未列举但可能造成艾滋病病毒传播的接触史，在其后补充说明。

（四）疫情报告程序

1. 核实信息

疫情责任报告单位和责任报告人收到"HIV 抗体确证检测报告单"后，需要先核实病例信息，包括姓名、身份证号码、电话号码、婚姻状况、现住址详细地址、接触史、最有可能感染途径和实验室检测结论等，若发现问题要及时改正。

2. 责任报告单位上报

相关责任报告单位进入艾滋病综合防治信息系统，采用"高级查询"方式，按照"HIV 抗体确证检测报告单"中的姓名逐个查找，查看该病例是否为既往报告病例。如是，则不需要进行疫情报告，否则需要进行疫情报告。

3. 填写疫情报告卡

对需要疫情报告的病例，填写传染病报告卡和传染病报告卡艾滋病性病附卡。填写传染病报告卡及传染病报告卡艾滋病性病附卡时，需要使用中性笔或者钢笔，各项填写完整，字迹清晰，填卡医生签名。纸质卡上做任何改动都应有签名。

4. 网络直报

进入艾滋病综合防治信息系统，在网上填写传染病报告卡和传染病报告卡艾滋病性病附卡，实现网络直报。直报机构对上报的传染病报告卡和传染病报告卡艾滋病性病附卡于 24 小时内完成审核，判断是否符合报告标准、是否漏报信息、信息逻辑是否有误等。对于有疑问的信息应该再次核实后审核通过。

艾滋病实用防治手册

5. 疫情报告流程

疫情报告流程如图 4-1 所示。

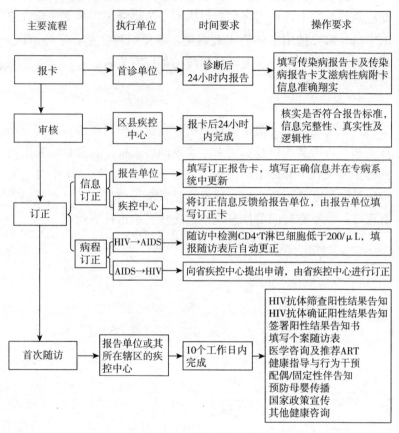

图 4-1　疫情报告流程

42

6. 重卡处理流程

重复报告卡处理流程如图 4-2 所示。

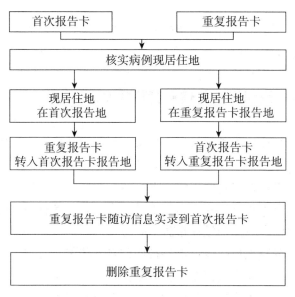

图 4-2 重复报告卡处理流程

（五）疫情报告的要求

（1）首次疫情报告的病例，疾病选择 HIV。以后CD4$^+$T淋巴细胞计数检测$<200/\mu$L 或出现 AIDS 的相关并发症，符合 AIDS 诊断标准时，再修订为 AIDS。

（2）疫情报告时"病例分类"只选实验室诊断病例，不能选择疑似病例和病原携带者。

（3）为便于随访，疫情报告时，患者的"现住址详细地址"，需要填写村、组或社区、门牌号等详细信息。患者的身份证号码和电话号码需要核实，保证准确无误。

（4）疫情报告时，如果报告采血（浆）和输血（血制品）途径感染，应满足采血（浆）和输血（血制品）途径感染的报告规范。

（5）疫情报告时，如果报告传播途径为母婴传播，患儿的母亲一定为 HIV 抗体阳性，否则不能报告为母婴传播。

（六）资料保存与信息管理的要求

（1）责任报告单位管理的传染病报告卡和传染病报告卡艾滋病性病附卡至少保存 3 年。不具备网络直报条件的单位，其报告卡由收卡单位保存，原单位须登记备案。

（2）电子传染病报告卡与纸质文本报告卡具有同样的法律效力，备份保存时间与纸质报告卡一致。

（3）各直报单位应该严格按照信息系统安全管理规定，确保信息的规范、安全与保密，当发现原账号被盗用时，应该立即更改密码并向上级疾病控制机构报告。所有直报单位工作人员不得对外泄漏传染病患者的隐私信息。其他部门或者个人查询艾滋病防治数据信息时，应该经由本单位主管部门领导批准。

五、艾滋病抗病毒治疗

（一）抗病毒治疗概述

艾滋病仍然是一种不可治愈的疾病，但随着 HIV 抗病毒药物的引入和使用，降低患者死亡率、延缓艾滋病进展、减少机会性感染和住院治疗人数等目标都将实现。国家免费 HIV 抗病毒治疗的总目标是降低我国 HIV 感染者的发病率和 AIDS 患者的病死率，并通过抗病毒治疗减少艾滋病传播。我国自 1999 年开展抗病毒治疗以来，AIDS 患者的死亡率已明显下降，但免费提供的抗病毒药物以及减免的常见机会性感染治疗用药种类有限，如遇严重情况或其他特殊情况，需要特殊治疗或用药，所需费用需由患者本人承担。

开展免费抗病毒治疗前需要做好充分的计划和准备工作，包括依从性教育和支持服务。只有这样才能减少治疗的失败率和耐药的出现，保证整个治疗工作顺利、有效地进行。

1. 抗病毒治疗的定义

治疗 HIV 的药物又称为抗逆转录病毒药物，相应的抗 HIV 治疗称为高效抗逆转录病毒治疗（highly active anti-retroviral therapy，HAART），简称抗逆转录病毒治疗（ART）或抗病毒治疗。

目前的抗病毒治疗不能消除体内病毒，但可以抑制 HIV 的复制和阻断 HIV 进入细胞，以减少 HIV 对免疫系统的损害，从而达到维护身体健康、延长寿命的目的。

目前 HIV 感染者需要终身接受抗病毒治疗。

2. 抗病毒治疗的不良反应

所有的抗病毒药物都有可能产生不良反应，主要包括胃肠反应、皮疹、疲倦及发热症状、四肢麻木疼痛及无力、头疼等。大部分不良反应是可以处理的，并且在治疗开始后的 4～8 周逐渐减轻或消失。在很少的情况下，会出现严重的不良反应，甚至危及生命。因此患者需要按要求定期到指定医疗机构检查，以便监测不良反应。

有些抗病毒药物有胎儿致畸作用，因此有计划生育要求的育龄妇女应该向医生说明情况，以便在确定治疗方案时选择对胎儿安全的药物。没有生育计划的妇女应该避孕，并在意外怀孕时咨询医生，以便采取相应的措施。

（二）治疗入选

HIV 感染者是否符合治疗条件，应通过以下标准来评估确定：确证 HIV 感染、医学入选标准（包括临床标准和实验室标准）和治疗前准备（包括临床准备、依从性教育以及家庭或同伴支持）。

HIV 感染应该根据流行病学史、实验室检测和临床表现进行综合判断。具体实验室检测流程和判断标准参照最新版的《全国 HIV 检测技术规范》《艾滋病和艾滋病病毒感染诊断行业标准》的具体要求。

首先要做好 HIV 感染者的治疗咨询工作，在感染者知情同意的前提下，积极为所有感染者提供抗病毒治疗。对于急性期感染者，由于其具有高传染性，强烈建议进行持续抗病毒治疗。

对于所有 HIV 感染者，无论CD4$^+$T淋巴细胞水平为多少，均可以接受抗病毒治疗（确证即开始治疗）。

对于以下情况尽早开始抗病毒治疗：CD4$^+$T 淋巴细胞≤350/μL；WHO 分期Ⅲ、Ⅳ期疾病；合并活动性结核；合并活动性乙型肝炎，需要抗乙肝病毒治疗；HIV 相关肾脏疾病；妊娠；配偶和性伴为 HIV 感染的一方。成人和青少年抗病毒治疗总体标准参见表 5-1。

表5-1 成人和青少年抗病毒治疗总体标准

实验室结果	临床分期	处理意见
任何 CD4$^+$ T 淋巴细胞水平	急性感染期	强烈建议治疗
任何 CD4$^+$ T 淋巴细胞水平	WHO 分期Ⅲ、Ⅳ期	强烈建议治疗
任何CD4$^+$T 淋巴细胞水平	WHO 分期Ⅰ、Ⅱ期	当患者符合以下任何一种情况时，强烈建议尽快启动治疗： 1. CD4$^+$ 淋巴细胞≤350/μL； 2. 合并以下情况：活动性结核；活动性乙型肝炎，需要抗乙肝病毒治疗；HIV 相关肾脏疾病；妊娠；配偶或性伴为 HIV 感染的一方。

抗病毒治疗入选前要评估感染者的临床分期和实验室结果。在详细询问病史和体格检查的基础上，依据成人和青少年 WHO HIV 感染临床分期体系（表 5-2）进行临床分期诊断。实验室结果则主要依靠 CD4$^+$T 淋巴细胞计数或百分比，有条件的可以

参考病毒载量结果。

表 5-2　成人和青少年 WHO HIV 感染临床分期体系

WHO 临床 Ⅰ 期：无症状期
·无症状
·持续的全身浅表淋巴结肿大
WHO 临床 Ⅱ 期：轻度疾病期
·无原因的中度体重下降（体重下降≤10%）
·反复性上呼吸道感染（如鼻窦炎、扁桃体炎、中耳炎、咽炎）
·带状疱疹
·口角炎
·反复性口腔溃疡
·瘙痒性丘疹样皮炎（PPE）
·真菌性甲沟炎
·脂溢性皮炎
WHO 临床 Ⅲ 期：中度疾病期
·无原因的重度体重下降（体重下降>10%）
·无原因超过 1 个月的慢性腹泻
·无原因的长期发热（间歇性或者持续性发热超过 1 个月）
·持续性口腔念珠菌（假丝酵母菌）病
·口腔毛状白斑
·严重的细菌性感染（如肺炎、脓血症、脓性肌炎、骨或关节感染、菌血症、脑膜炎、严重的盆腔炎）
·肺结核
·急性坏死性溃疡性口腔炎、牙龈炎、牙周炎
·无原因的贫血（血红蛋白<80g/L）、中性粒细胞减少（<0.5×10^9/L）或慢性血小板减少（<50×10^9/L）

WHO 临床Ⅳ期：严重疾病期（艾滋病期）
• HIV 消耗综合征 • 肺孢子菌肺炎 • 反复严重的细菌性肺炎 • 慢性单纯疱疹感染（超过 1 个月的口腔、生殖器或肛门、直肠感染，或者任何内脏器官感染） • 食管念珠菌病（或者气管、支气管、肺部真菌感染） • 肺外结核 • 卡波西肉瘤 • 巨细胞病毒感染（视网膜或者其他器官感染，包括肝脏、脾脏和淋巴结） • 中枢神经系统弓形虫病 • HIV 脑病 • 肺外隐球菌感染（包括脑膜炎） • 播散性非结核分枝杆菌感染 • 进行性多灶性脑白质病 • 慢性隐球菌病 • 慢性隐孢子虫病 • 播散性真菌病（球孢子菌病或者组织胞浆菌病） • 复发性败血症（包括非伤寒性沙门菌病） • 淋巴瘤（脑或 B 细胞非霍奇金淋巴瘤） • 有症状的 HIV 相关性肾病或者 HIV 相关性心肌炎 • 侵袭性宫颈癌 • 非典型播散性利什曼原虫病

（三）抗病毒治疗前准备

根据世界卫生组织最新发布的有关技术标准，国家卫生健康委员会办公厅的抗病毒治疗标准规定：对于所有 HIV/AIDS 患者均建议实施抗病毒治疗；开展艾滋病抗病毒治疗应当坚持自愿原则，并充分做好治疗前的咨询工作，排除抗病毒治疗禁忌证，不得强制要求 HIV/AIDS 患者接受治疗。

对于所有确诊的 HIV 感染者，应当评估抗病毒治疗的临床适宜性。适宜性评估包括：是否存在需要先处理的临床疾病或状况；HIV 感染者是否已经为抗病毒治疗做好准备，是否具备良好的依从性；基线实验室评估。

1. 临床适宜性

临床适宜性的评估应当在医疗机构进行，由经过抗病毒治疗培训的临床医师负责对 HIV 感染者进行评估。评估应考虑如下抗病毒治疗前需要处理的情况，但这些情况不能被视为抗病毒治疗的排除标准。

（1）有无并发活动性的机会性感染：总的原则是应在可能的情况下，在抗病毒治疗前先治疗致命的或严重的机会性感染，如肺孢子菌肺炎、脑膜炎、食管念珠菌病、淋巴瘤和弓形虫病等应在开始抗病毒治疗前处理。轻度感染如口腔念珠菌病等，不是抗病毒治疗的禁忌证。

（2）有无不稳定的慢性病：某些不稳定的慢性病，如严重的慢性心、脑、肾等的器质性疾病，未控制的 HIV 相关肿瘤，严重的精神神经疾病和严重的消化道溃疡等可能会影响 HIV 感染者服用抗病毒药物的安全性和依从性。应首先治疗这些疾病，待病情稳定后再开始抗病毒治疗。

（3）有无合并结核病或正在接受抗结核治疗：HIV 感染合并结核病者应在抗结核治疗耐受后尽早（最晚不超过 8 周）开始抗病毒治疗。一般建议先抗结核治疗 2 周后再开始抗病毒治疗，详见特殊人群的抗病毒治疗。

（4）有无肝脏疾病的临床症状和体征或已知的肝功能异常：有严重的心、肝、肾功能异常的 HIV 感染者在开始抗病毒治疗前应由当地专家组成员进行抗病毒治疗适宜性评估，详见特殊人群的抗病毒治疗。

（5）有无抗病毒治疗史：HIV 母婴传播的阻断用药等。

（6）对于女性感染者，应了解其是否怀孕或采取的避孕措施，尤其考虑使用依非韦伦（EFV）的情况，详见特殊人群的抗病毒治疗。

（7）有无同时使用其他药物（包括中药）：详见药物相互作用。

（8）婴幼儿和儿童的治疗前准备：其临床适宜性的评估必须建立在与患儿父母或监护人共同讨论并得到认可的基础上。需要注意的是，抗病毒治疗不能急于求成，稳定 HIV 感染者的一般状况通常更为重要。在抗病毒治疗前，应控制主要的机会性感染，保证 HIV 感染者的一般状况稳定。

2. 依从性

在开始抗病毒治疗前，务必强调 HIV 感染者应对抗病毒治疗具有高度的依从性，可以安排多次依从性咨询以加强服药依从性。

抗病毒治疗前的依从性教育包括抗病毒治疗和 HIV 的基础知识，同时应告知 HIV 感染者在开始抗病毒治疗后可能出现以下药物不良反应：恶心、呕吐、乏力、全身不适、肌痛、腹部痉挛疼痛和低热。大多数 HIV 感染者的这些症状将在 2～6 周缓解。同时还应告知 HIV 感染者出现哪些症状时需要尽快与医务工作者联系。治疗前教育还应包括治疗中如果出现问题应如何与医务工作者取得联系。

强调大于 95％的依从性对抗病毒治疗的重要性，并强调不要与他人分享抗病毒药物，不能随意自行停药。

在婴幼儿和儿童的治疗中，应向患儿的父母或监护人进行依从性教育。

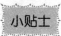

小贴士

医务工作者对于 HIV 感染者依从性的判断应尽可能准确。因为担心 HIV 感染者依从性差而中断治疗的做法是不恰当的。如果医务工作者对 HIV 感染者的依从性有疑虑，则应为 HIV 感染者营造支持性环境，帮助他们提高依从性，而不应该拒绝提供治疗。

3. 基线临床检查和实验室检测

实验室检测有助于评估抗病毒治疗的适宜性，并且可以排除使用某些抗病毒药物的禁忌证。基线临床检查和实验室检测见表 5-3。

表 5-3　基线临床检查和实验室检测

必要检测项目（所有治疗方案）
• 体重 • 全血细胞计数和分类（包含血细胞、血红蛋白、血小板） • 尿常规 • 肝功能 • 肾功能 • CD4$^+$ T淋巴细胞计数 • 胸部 X 线检查
在服用特定药物时必须检测
• 如果准备使用含有蛋白酶抑制剂的方案：胆固醇、甘油三酯（空腹） • 如果准备使用含有 EFV 的方案：妊娠检测
有条件者建议检测下列项目
• 痰涂片（有咳嗽、咳痰时） • HBsAg、抗-HCV • 血糖（空腹） • 胆固醇、甘油三酯（空腹） • HIV 血浆载量

4. 考虑推迟治疗

有下列情形之一，临床医师可考虑暂时推迟抗病毒治疗，并将 HIV 感染者转诊到更有经验的临床医师或上级医院处理，直到情况稳定。一旦问题得到解决，就应开始抗病毒治疗。

（1）有严重慢性病者（如严重的心功能不全，肝、肾衰竭等）或并发严重的机会性感染等，需要先处理并发症。

（2）有严重的精神神经疾病，同时缺少良好的生活护理，无法保证 HIV 感染者治疗的依从性和辨别药物不良反应的能力时，可考虑暂时推迟抗病毒治疗。

（3）如果 HIV 感染者未能完成预约咨询，并且各种改善其依从性的措施均未奏效，临床医师也可做出暂时推迟抗病毒治疗的决定。需通过更多次的门诊随访对 HIV 感染者及其同伴进行咨询，稳定其生活状态，以便尽快向其提供抗病毒治疗。

5. 签署知情同意书

HIV 感染者开始抗病毒治疗前应签署知情同意书。如果暂时不同意治疗，要签署拒绝接受免费抗病毒治疗知情同意书。

（四）抗病毒治疗的内容

1. 对 HIV/AIDS 患者提供治疗服务

如果 HIV/AIDS 患者符合抗病毒治疗的医学标准，并且已做好长期抗病毒治疗准备且能保证良好的治疗依从性，则可开展抗病毒治疗。若感染者病情复杂特殊，则必须在接受过抗病毒治疗培训的当地专家组成员指导下制订治疗方案或改变治疗方案。开展抗病毒治疗的地区需要具备明确的转诊和咨询系统，以保证高质量的诊断和治疗服务。

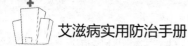

一旦开始抗病毒治疗，需按照规定，定期对 HIV/AIDS 患者进行临床检查和实验室检测，以确保抗病毒治疗的安全和疗效。对于开展抗病毒治疗后病情稳定的感染者，基层医疗机构须定期开展随访监测，以便及时发现药物不良反应和需要转诊处理的情况。这对于保证抗病毒治疗的安全性和有效性至关重要。

随着治疗时间的延长，特定的抗病毒治疗方案在控制 HIV 复制和疾病进展方面的有效性可能会降低，致使病毒载量被控制后再次升高（数天至数周后），接着出现 $CD4^+$ T 淋巴细胞计数下降（数周至数月后），最后出现机会性感染的临床表现（数月至数年后）。通过定期的临床评估、$CD4^+$ T 淋巴细胞计数和病毒载量检测，可监测 HIV 感染者的抗病毒治疗效果。当地专家组成员应根据随访结果，综合考虑 HIV 感染者可能存在的其他疾病和情况，指导抗病毒治疗方案的调整。

对于决定终止抗病毒治疗的 HIV 感染者，在停用抗病毒治疗药物后仍应继续为其提供关怀和支持，并在恰当的时机开始新的抗病毒治疗。停止抗病毒治疗的 HIV 感染者，如果需要，仍应继续考虑使用复方磺胺甲噁唑片（复方新诺明）进行预防性治疗，以预防肺孢子菌肺炎、弓形虫和其他常见细菌感染。

2. 抗病毒药物

目前已获得美国食品药品管理局（FDA）批准的抗病毒药物共有七大类，分别为核苷类和核苷酸类逆转录酶抑制剂（NRTIs）、非核苷类逆转录酶抑制剂（NNRTIs）、蛋白酶抑制剂（PIs）、整合酶抑制剂、融合酶抑制剂、辅助受体拮抗剂、复合制剂（核苷类和核苷酸类逆转录酶抑制剂与非核苷类逆转录酶抑制剂复合形成的单药剂）。在我国已获得注册的抗病毒药物的种类、剂型如下，其中标注星号（＊）的药物目前由国家免费提供，其余药物医师可根据 HIV 感染者的病情、药物的可获得性以及 HIV 感染者的经济水平酌情考虑使用（表5-4 至表5-10）。

表 5-4 核苷类和核苷酸类逆转录酶抑制剂（NRTIs）

通用名	剂型	成人推荐剂量	食物效应	不良反应
*齐多夫定 (AZT/ZDV)	100mg 胶囊 300mg 片剂 10mg/ml 口服液	300mg，每日 2 次	服药与进食无关	• 骨髓抑制：贫血或中性粒细胞减少症 • 恶心、呕吐、头痛、失眠、乏力 • 乳酸酸中毒或严重肝大伴肝脂肪变性（很少发生，但有可能危及生命） • 高脂血症 • 胰岛素抵抗/糖尿病 • 肌病 • 脂肪萎缩
*拉米夫定 (3-TC)	150mg 和 300mg 片剂 10mg/ml 口服液	300mg，每日 1 次 或 150mg，每日 2 次①	服药与进食无关	• 不良反应较小 • HBV 合并感染 HIV 者停用 3-TC 时有可能出现肝炎的急性加重
*替诺福韦 (TDF)	300mg 片剂	300mg，每日 1 次	服药与进食无关	• 肾功能不全、Fanconi 综合征、近端肾小管病变（由于肾毒性而停用 TDF 的比例大约为 2%，严重肾功能不良事件的发生率大约为 0.5%，Fanconi 综合征发生率 <0.1%） • 骨质疏松、骨密度下降（发生率约为 28%） • HBV 合并感染 HIV 者停用 TDF 时有可能出现肝炎的急性加重 • 乏力、恶心、呕吐、头痛、胃肠胀气

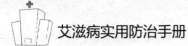

续表5—4

通用名	剂型	成人推荐剂量	食物效应	不良反应
*阿巴卡韦 （ABC）	300mg 片剂 20mg/ml 口服液	300mg，每日2次 600mg，每日1次	服药与进食无关	• 超敏反应：HLA—B5701 阳性的感染者出现超敏反应的风险最高（国外研究显示其发生率为5%～8%，国内的发生率低于国外） • 超敏反应的症状包括发热、恶心、呕吐、腹泻、腹痛、不适、乏力、呼吸系统症状有咽痛、咳嗽、气短等 • 曾经出现过超敏反应的 HIV 感染者不推荐再次使用 ABC
*司他夫定 （d4T）	15mg/20mg 胶囊 1mg/ml 糖浆	30mg，每日2次	服药与进食无关	• 周围神经病变 • 脂肪营养不良 • 快速进展的下行性神经肌肉衰弱（罕见） • 胰腺炎 • 乳酸中毒合并肝脂肪变性
恩曲他滨 （FTC）	200mg 胶囊 10mg/ml 口服液	胶囊每次 200mg，每日1次 口服液每次 240mg（24ml），每日1次	服药与进食无关	• 不良反应较小 • 皮肤褐色（非高加索 HIV 感染者手掌、足底出现色素沉着） • HBV 合并感染 HIV 者停用 FTC 时有可能出现所服药的急性加重

①虽然每日2次的给药方法较好，但每日1次的给药方法对于需要简化服药方案的 HIV 感染者合适。

表5-5 非核苷类逆转录酶抑制剂（NNRTIs）

通用名	剂型	成人推荐剂量	食物效应	不良反应
*依非韦伦（EFV）	50mg、200mg、600mg片剂	每日600mg，空腹口服，睡前腹服用较好	高脂肪/高热量食物可提高片剂血浆药物峰浓度79%	• 皮疹发生率为26%（其中18%被认为与治疗有关，严重皮疹不超过1%） • 中枢神经系统症状、中、重度神经系统症状（其中2%为重度症状） • 血清转氨酶浓度升高，丙含转氨酶或谷草转氨酶浓度升高到正常上限5倍以上的发生率为3% • 高脂血症 • 大麻利苯二氮䓬筛查试验假阳性 • 对猴子产生致畸作用，对人类孕前3个月也有致畸的可能
*奈韦拉平（NVP）	200mg片剂 10mg/ml口服液	200mg，每日1次，共14日；然后200mg，每日2次	服药与进食无关	• 皮疹，包括Stevens-Johnson综合征，皮疹发生率约为50% • 症状性肝炎（包括致死性肝坏死）
利匹韦林（RPV）	25mg片剂	25mg，每日1次	与食物同服	• 皮疹（中等强度以上的发生率为2%） • 神经系统疾病：头痛 • 精神性疾病：抑郁类障碍、失眠 • 肝毒性
依曲韦林（ETR）	25mg、100mg、200mg片剂	每次200mg，每日2次	饭后服用	• 皮疹，包括Stevens-Johnson综合征 • 恶心、呕吐、腹泻、腹痛 • 周围神经病变 • 黄疸 • 精神或情绪改变 • 癫痫发作或高血压 • 超敏反应，表现为皮疹，有时有器官衰竭（包括肝衰竭）

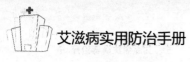
表 5—6 蛋白酶抑制剂 (PIs)

通用名	剂型	成人推荐剂量	食物效应	不良反应
*洛匹那韦+利托那韦 (LPV/r, 克力芝)	大片剂: 每片含 "LPV 200mg+RTV 50mg"; 小片剂: 每片含 "LPV 100mg+RTV 25mg" 口服液: 每 5ml 含 "LPV 400mg+RTV 100mg"（口服液含 42%的乙醇）	"LPV400mg+RTV100mg (2片或5ml)", 每日2次, 或 "LPV800mg+RTV200mg (4片或10ml)", 每日1次 (初治患者) 与奈韦拉平或依非韦伦联用的 HIV 感染者: "LPV500mg+RTV125mg (2片大片剂+1片小小片剂)" 每日2次	与进食无关	• 胃肠不耐受、恶心、呕吐、腹泻 • 胰腺炎 • 衰弱 • 高脂血症（尤其是甘油三酯浓度升高） • 血清转氨酶浓度升高 • 高血糖 • 胰岛素抵抗/糖尿病 • 脂肪异常分布 • 有血友病的 HIV 感染者有可能增加出血频率 • PR 间期延长
达芦那韦 (DRV)	300mg 片剂	初治 HIV 感染者, 或虽为经治但没有 DRV 耐药位点的 HIV 感染者: DRV 每次 800mg 和 RTV100mg, 每日1次 有1个及以上 DRV 耐药位点的经治 HIV 感染者: DRV 每次 600mg 和 RTV100mg, 每日2次	和食物同服能增加曲线下面积 (AUC) 和浓度峰值 (C_{max}) 30%, 食物中热量和脂肪含量对药物无显著影响	• 皮疹: Stevens-Johnson 综合征、急性泛发性发疹性脓疱病、中毒性表皮坏死松解症、多形红斑均有报道 • 肝毒性, 血清转氨酶浓度升高 • 恶心、呕吐、腹泻 • 头痛 • 高脂血症（尤其是甘油三酯浓度升高） • 高血糖 • 与可比司特 (COBI) 作为激动剂时, 血清肌酐浓度渡升高 • 脂肪分布不均

通用名	剂型	成人推荐剂量	食物效应	不良反应
阿扎那韦 (ATV)	100mg、150mg、200mg、300mg胶囊	初治HIV感染者:"300mgATV+100mgRTV",每日1次 初治HIV感染者若与EFV联用:"400mgATV+100mgRTV",每日1次(该联合方案不推荐用于经治感染者)	和食物同时服用可以增加生物利用度,但避免与抑酸剂同时服用	• 可引起胆红素浓度升高 • 有些HIV感染者可以引起PR间期延长(有症状的I度房室传导阻滞),慎用于房室传导功能障碍的HIV感染者,禁止同时服用可以引起房室传导功能异常的药物 • 高血糖 • 脂肪分布不均 • 胆石症、肾石病 • 血清转氨酶浓度升高 • 肾功能不全 • 高脂血症(与RTV联用时) • 有可能增加血友病血友病的HIV感染者的出血概率 • 皮疹

表 5-7 整合酶抑制剂

通用名	剂型	成人推荐剂量	食物效应	不良反应
多替拉韦 (DTG)	50mg片剂	每次50mg,每日1次(当与EFV、FPV/r、TPV/r、利福平联用时每日2次)	与进食无关	• 超敏反应(<1%):皮疹、全身症状及器官功能损伤(包括肝损伤) • 失眠(常见、≥2%) • 头痛(常见、≥2%) • 减少肾小管分泌肌酐,但不影响肾小球功能的肌酐升高 • 在整合酶抑制剂中具有较高的耐药屏障

通用名	剂型	成人推荐剂量	食物效应	不良反应
拉替拉韦（RAL）	400mg 片剂	每次400mg，每日2次；与利福平合用时，800mg，每日2次	与进食无关	• 皮疹：Stevens-Johnson综合征、皮肤坏死松解症 • 肝毒性，血清转氨酶浓度升高 • 恶心、头痛 • 腹泻、乏力 • 瘙痒 • 便秘 • 出汗 • 磷酸肌酸激酶（CPK）浓度升高、肌无力、横纹肌溶解 • 失眠

表5-8 辅助受体拮抗剂

通用名	剂型	成人推荐剂量	食物效应	不良反应
马拉韦罗（MVC）	150mg、300mg 片剂	与具有较强CYP3A抑制作用的PIs（TVP/r除外）、DLV联用时，每次150mg，每日2次；与NRTIs、TVP/r、NVP以及其他非强CYP3A抑制剂和诱导剂联用时，每日300mg，每次2次；与CYP3A诱导剂如EFV联用时，每次600mg，每日2次	与高脂肪食物同服可使其C_{max}及AUC下降33%	• 恶心、呕吐、腹泻 • 头晕、嗜睡 • 感觉异常 • 便秘 • 皮疹 • 血清转氨酶浓度升高 • 其他：咳嗽、上消化道感染、直立性低血压

表5—9　融合酶抑制剂

通用名	剂型	成人推荐剂量	食物效应	不良反应
恩夫韦肽（T—20）	90mg混悬注射液	每次90mg，每日2次，上臂、前大腿、腹部皮下注射	与进食无关	• 注射局部反应：疼痛、硬结、瘙痒等 • 细菌性肺炎 • 过敏反应（<1%）

表5—10　复合制剂

通用名	剂型	成人推荐剂量	食物效应	不良反应
＊齐多夫定＋拉米夫定（AZT＋3－TC）	"300mgAZT＋150mg 3－TC"片剂	每次1片，每日2次	服药与进食无关	参见单药
阿巴卡韦齐多夫定＋拉米夫定（ABC＋AZT＋3－TC）	"300mgABC＋300mgAZT＋150mg 3－TC"片剂	每次1片，每日2次	服药与进食无关	参见单药
阿巴卡韦＋拉米夫定（ABC＋3－TC）	"600mgABC＋300mg 3－TC"片剂	每次1片，每日1次	服药与进食无关	参见单药
替诺福韦＋恩曲他滨（TDF＋FTC）	"300mgTDF ＋ 200mgFTC"片剂	每次1片，每日1次	使用时不需考虑与食物的相互作用	参见单药
替诺福韦＋恩曲他滨＋利匹韦林（TDF＋FTC＋RPV）	"300mgTDF ＋ 200mgFTC＋25mg RPV"片剂	每次1片，每日1次	随餐口服	参见单药

3. 一线治疗方案

（1）内容：在免费治疗中，治疗方案是根据患者情况及我国目前可以获得的抗病毒药物决定的。所有的一线治疗方案均包含三种抗病毒治疗药物，其中包括两种核苷类和核苷酸类逆转录酶抑制剂（NRTIs）和一种非核苷类逆转录酶抑制剂（NNRTIs）。医师在开展抗病毒治疗时，应综合考虑各种情况，如是否合并结核病或者肝炎、是否处于妊娠期或者准备妊娠以及是否接受过抗病毒治疗等来选择适宜的治疗方案。未接受过抗病毒治疗 HIV/AIDS 患者的一线治疗方案见表 5-11。

表 5-11　未接受过抗病毒治疗 HIV/AIDS 患者的一线治疗方案

TDF 或 "AZT+3-TC+EFV" 或 NVP （如无禁忌，优先选择 TDF 或 EFV）
• TDF：300mg，每日 1 次 • AZT：300mg，每日 2 次 • 3-TC：300mg，每日 1 次 • EFV：600mg，每晚 1 次 • NVP：初治 2 周为诱导期，200mg，每日 1 次，之后 200mg，每日 2 次

（2）注意事项。

1）AZT 不能用于血红蛋白（Hb）低于 90g/L 或者中性粒细胞低于 $0.75×10^9$/L 的 HIV 感染者。

2）使用 3-TC，成人服用 300mg 片剂，每日 1 次。儿童必须按每日 2 次的方式服药，不能使用每日 1 次的剂量。

3）对于合并感染 HBV 的 HIV 感染者，一线治疗方案首选 TDF。

4）使用 NVP：对于基线CD4+ T淋巴细胞计数≥400/μL 的男性或基线CD4+ T淋巴细胞计数≥250/μL 的女性，NVP 会增加肝毒性的危险，该不良反应通常出现在开始治疗后的 16 周内，因此对上述两类 HIV 感染者应避免使用 NVP，可使用 EFV。

用利福平治疗合并结核病的 HIV 感染者时，应避免同时使用 NVP。

过去 6 个月使用过单剂量 NVP 的 HIV 感染者，开始新的抗病毒治疗时应避免使用 NVP 和 EFV。

应注意在治疗最初的 2 周内，NVP 的诱导剂量为 200mg，每日 1 次，随后如果未见新的药疹，同时 ALT/AST 水平未再升高，可将剂量调至 200mg，每日 2 次。

5）使用 EFV：EFV 由于有致畸的危险，在妊娠 13 周以内应禁用，但在妊娠中晚期（妊娠 13 周以后）可以应用。

所有将使用 EFV 进行抗病毒治疗的妇女，必须接受妊娠试验检查和进行服用 EFV 对妊娠潜在危险的咨询，并采取适当的避孕措施。

6）使用 TDF 的 HIV 感染者有可能出现肾功能损伤和骨密度下降，罕见报道有急性肾功能不全和 Fanconi 综合征。基线存在肾功能异常的 HIV 感染者避免使用 TDF。

7）选择的治疗方案包括 AZT 和 3－TC 时，可考虑使用 AZT 与 3－TC 的合剂。

（五）治疗失败的确定和二线治疗方案更换

1. 治疗失败的确定

治疗失败可以从病毒学、免疫学、临床三个方面判断，建议优先采用病毒学指标（病毒载量）来判断抗病毒治疗是否失败。

（1）病毒学反应：与治疗失败相关的病毒学反应，可以从以下三个方面定义。

1）病毒学失败：HIV/AIDS 患者在接受抗病毒治疗 24 周后，连续 2 次血浆中 HIV RNA>400cps/mL（患者病毒载量基线值的高低会影响对药物的反应时间，某些治疗方案比其他方案需要更长的时间才能够完全抑制病毒）。

2）病毒反弹：病毒曾经被完全抑制，但是目前可以检测到 HIV RNA>400cps/mL。

3）一过性病毒血症：病毒被完全抑制后，偶尔一次可以检测到 HIV RNA>400cps/mL，但随后又回到检测线以下。

（2）免疫学失败：无论病毒是否被完全抑制，HIV/AIDS 患者在接受抗病毒治疗后，CD4$^+$T 淋巴细胞计数下降到或低于治疗前的基线水平，或持续低于 100/μL，均可考虑免疫学失败。

（3）临床失败：有效进行抗病毒治疗 6 个月以后，之前的机会性感染重新出现，或者出现预示临床疾病进展的新的机会性感染或恶性肿瘤，或者出现新发或复发的 WHO 临床分期Ⅳ期疾病，可考虑临床失败，但需注意以下几点：

1）应与免疫重建综合征相区别：免疫重建综合征的特征是艾滋病期有效的抗病毒治疗开始几周后出现机会性感染的症状和体征，是针对既往亚临床机会性感染出现的炎症反应。这种免疫学重建也可能会导致一些机会性感染的非典型症状出现。

2）结核病的复发：结核病的复发不一定表明 HIV 感染进展，因为还可能再次感染结核病，需要进行临床评估。

2. 治疗失败的原因鉴别

HIV/AIDS 患者出现治疗失败的原因有很多种，而区分失败的原因非常重要，因为不同原因造成的治疗失败的处理方式有所不同。

（1）依从性不良：抗病毒治疗的依从性对保证病毒抑制的效果、减少耐药发生、提高生存率和生活质量有着重要的作用。有研究显示，依从性不良和药物不良反应能解释 28%～40% 的治疗失败及方案中断。因此对治疗失败的 HIV/AIDS 患者首先应评价其依从性。评价依从性的因素包括 HIV/AIDS 患者的文化水平、某些年龄相关因素（如视力缺损、认知障碍）、社会心理因素（如抑郁、无家可归、缺乏社会支持等）、有无社会歧视、是否正在吸毒、有无服药困难（如药品吞咽困难、方案过于复杂、药片负担重、服药过于频繁、服药时对食物有要求等）、药物不良反应程度等。

对于因依从性不良而导致治疗失败的 HIV/AIDS 患者，应尽可能找到影响其依从性的原因，帮助其解决问题并加强依从性教育。依从性提高后，尚未出现耐药的 HIV/AIDS 患者的治疗失败情况可以得到改善。而对于因依从性问题已经导致耐药发生的 HIV/AIDS 患者，必须在依从性得到纠正之后更换二线药物。

（2）药物不良反应：对治疗失败的 HIV/AIDS 患者应评价其对现用方案的耐受情况及不良反应的严重程度和时程，需要注意，即使很小的不良反应也有可能影响依从性而导致治疗失败。对于因不良反应而出现治疗失败但尚未出现耐药的 HIV/AIDS 患者，处理原则包括：①对症处理，如止吐、止泻、抗过敏等；②如果必要，将引起不良反应的药物更换为其他药物。对于因不良反应而出现治疗失败且已经出现耐药的患者应更换二线药物，必要时对不良反应进行治疗处理。

（3）药物代谢动力学问题：对治疗失败的 HIV/AIDS 患者应回顾其所用药物服药时的食物要求，回顾其近期胃肠症状（如呕吐、腹泻）以评价短期吸收不良的可能性，回顾其所有合并用药及饮食构成评价可能的药物相互作用。如果需要，更换或避免使用产生相互作用的药物和食物。

（4）耐药出现：当怀疑 HIV/AIDS 患者已经出现耐药而导致整个治疗方案失败时，应对 HIV/AIDS 患者进行耐药检测。

由于耐药有积累的趋势，因此评价 HIV/AIDS 患者的耐药程度时，应考虑之前的所有治疗用药史和之前的耐药检测结果，然后根据 HIV/AIDS 患者的耐药特点选择药物，更换二线治疗方案。

（5）治疗中应注意鉴别导致失败的原因：一般来说，由药物不良反应引起的依从性不良，只需要将引起药物不良反应的药物替换即可，而治疗仍可以继续。这与因耐药而导致的治疗失败具有本质区别（表 5-12）。

表 5-12　怀疑治疗失败时需要考虑的影响因素

药物不良反应	药物不良反应有可能影响 HIV/AIDS 患者接受抗病毒治疗的依从性，分析药物不良反应的类型以及严重程度，并对症处理（如应用抗呕吐药、抗腹泻药），可考虑调整治疗方案以消除药物不良反应
依从性	HIV/AIDS 患者是否按正确的时间和剂量服用药物，HIV 感染者是否遵从服药对饮食的要求
吸收不良	是否有 HIV/AIDS 患者对药物吸收不良的指证
药物相互作用（药物动力学）	对 HIV 感染者服用过的所有药物（包括中草药）进行回顾，寻找与抗病毒药物有潜在相互作用的药物，尤其是可降低血药浓度的药物
免疫重建综合征	免疫重建综合征通常会以机会性感染的形式出现，如果在抗病毒治疗的最初 3 个月内出现症状，要考虑免疫重建综合征的可能

3. HIV 耐药性

病毒的耐药性是指病毒因发生变异而对某种药物的敏感性降低。耐药变异株的快速生成源于 HIV 的快速复制更新，每天约有 10^9 个新病毒产生，且 HIV 逆转录酶的错配率特别高，导致高突变率和新病毒株不断产生，即使没有接受治疗也会产生耐药变异株。在抗病毒药物存在的情况下，耐药毒株经药物筛选成为优势株。

原发性耐药指的是在抗病毒治疗之前就发生的耐药；继发性耐药指的是抗病毒治疗后，在药物压力下诱导产生的耐药。HIV/AIDS 患者进行耐药检测对后续的处理有重要指导意义。HIV-1 耐药检测的方法可以分为两大类，分别为基因型检测法和表型检测法。

4. 判断治疗失败后的二线药物更换标准及方案

（1）治疗失败换药病例入选标准：已接受一线治疗方案的 HIV/AIDS 患者，必须具备以下条件才能考虑更换新的治疗方案。

1）首先必须评价患者依从性，确定患者具备良好的服药依从性。更换二线治疗方案不是紧急措施。

2）HIV/AIDS 患者连续接受一线治疗方案至少 12 个月以上（如果在治疗 12 个月内，有耐药检测结果显示对某种药物耐药，可根据临床情况酌情考虑换药）。

3）根据各地检测能力，制定相应换药时机标准。

有条件进行耐药检测的地区：对于病毒载量>1000cps/mL 的患者，耐药检测显示出现耐药突变时，按耐药结果更换药物。

没有条件进行耐药检测但可以进行病毒载量检测的地区：对于病毒载量>1000cps/mL 的患者，建议在确认依从性良好、两次检测病毒载量>1000cps/mL 的情况下，更换二线药物。

4）不能及时得到病毒载量检测结果：当患者出现免疫学失败时也可更换二线药物。免疫学失败的标准（至少满足其中之一）：$CD4^+$ T淋巴细胞计数降至或低于开始一线治疗前的基线水平（连续 2 次，间隔 3 个月以上）；连续接受治疗超过 1 年，$CD4^+$ T淋巴细胞计数没有达到过 $100/\mu L$（建议确认服药依从性，警惕免疫重建功能不良）。

5）鉴于药物更换时机的复杂性，现有的临床分期、$CD4^+$ T

淋巴细胞计数以及病毒载量尚不能完全准确地评价患者是否发生耐药，故应尽量争取为患者进行耐药检测。

（2）成人和青少年二线药物治疗方案：必须重视对一线治疗方案及其依从性的支持，因为目前国家免费提供的抗病毒药物种类非常有限，服药的 HIV/AIDS 患者要理解首次一线治疗是获得长期治疗成效的最好机会。随访者每次访视都要进行依从性咨询和评价，早期发现各种原因引起的不遵照医嘱情况并迅速进行干预，能够显著减少病毒学失败和产生耐药的机会。在更换为二线药物之前，必须完成以下步骤：

1）检测病毒载量和CD4$^+$T淋巴细胞计数，确定存在治疗失败。

2）鉴别治疗失败的原因是药物耐药、不良反应，还是依从性不好等。

3）如有条件做耐药检测，建议根据检测结果选择有效的药物。

4）咨询临床治疗专家组，对每个怀疑治疗失败的患者具体分析，把详细情况记录备案。

临床治疗专家负责根据用药史，尤其是既往应用抗病毒药物的情况，为每位治疗失败患者选择二线药物。如果患者没有早期通过病毒载量检测到病毒学失败，而是在几个月后根据CD4$^+$T淋巴细胞计数下降或者出现临床疾病才判断治疗失败，那么患者有可能已经对多种 NNRTIs 产生了耐药。此时不能仅将 NNRTIs 更换为一种 PIs，而是要根据药物敏感检测结果为患者选择药物，同时 PIs 应使用利托那韦（RTV）增效。增效的 PIs 包含小剂量的利托那韦和较大剂量的另一种 PIs。两种 PIs 组合具有较强的抗病毒效果，与其他两种药物（两种 NRTIs）联合使用时，甚至可以在已经出现一定程度耐药的情况下再次完全抑制 HIV。增效的 PIs 代替 NVP 或 EFV，是对治疗失败患者的一种新的有效的抗病毒药物组合，与增效 PIs 联合应用的另外两种

NRTIs 中需要至少有一种是全新的药物（表 5-13）。

表 5-13　针对成人和青少年推荐的二线治疗方案

目标人群	原治疗方案	二线治疗方案
成人和青少年	AZT/d4T+3-TC+NVP/EFV TDF+3-TC+EFV/NVP	TDF+3-TC+LPV/r AZT+3-TC+LPV/r AZT+TDF+3-TC+LPV/r （合并感染 HBV）

（3）抗病毒治疗的中止：中途停药可能会导致病毒反弹、耐药产生，因此抗病毒治疗遵循的是不间断原则。但是在有些情况下需要暂停或长期停止抗病毒治疗，此时无论是药物调整还是治疗停止都必须在专业医师的指导下进行，必须采取一种相对安全的方式。HIV/AIDS 患者不能擅自停止服用抗病毒药物。

在治疗过程中，如果出现严重的、危及生命的药物不良反应，或者正在接受治疗的 HIV/AIDS 患者出现无法口服药物的严重情况，经由专业医师的指导，可以同时停止所有抗病毒药物。我国目前拥有的抗病毒药物中有些药物的血清半衰期是不同的，对进食的要求也不同，例如 NNRTIs 的血清半衰期是 25～55 小时，而 NRTIs（如 TDF、ABC、d4T、3-TC 和 AZT）的血清半衰期是 1～7 小时。因此如果治疗方案中同时含有 NNRTIs 和 NRTIs，当所有抗病毒药物同时停用时，NNRTIs 将会在血中较长时间保持有效浓度，此时 HIV 感染者将有可能产生 NNRTIs 耐药病毒株。建议遵循下列原则：先停用 NNRTIs（NVP 或 EFV），1 周后再停用 NRTIs，从而保证停药期间三种药物的浓度一致。治疗方案只包括 NRTIs 及 PIs 时，两类药物可同时停用。

停止抗病毒治疗后，仍应密切监测 HIV/AIDS 患者CD4$^+$T 淋巴细胞计数。重新启动抗病毒治疗时需要考虑新的药物组合。

（六）特殊人群的抗病毒治疗

1. HIV 合并结核病的抗病毒治疗

任何CD4$^+$T淋巴细胞计数水平的 HIV/AIDS 患者都可罹患结核病。

HIV/AIDS 患者若合并结核病应尽早启动抗病毒治疗：CD4$^+$T淋巴细胞计数<50/μL 者，应在抗结核治疗 2 周内开始抗病毒治疗；CD4$^+$T淋巴细胞计数在 50~200/μL 者，建议在抗结核治疗后2~4周启动抗病毒治疗；CD4$^+$T淋巴细胞计数在 200/μL 以上者，应在抗结核治疗 8 周内开始抗病毒治疗。治疗过程中要注意药物不良反应及药物相互作用，必要时进行药物浓度检测。

合并结核病的治疗原则如下：

（1）HIV/AIDS 患者合并结核病的抗结核治疗原则与 HIV 阴性的结核病患者相似。

（2）所有 HIV/AIDS 患者一旦发现结核病都应立即开始抗结核治疗。

（3）所有 HIV/AIDS 患者若合并结核病都应接受抗病毒治疗。

对于合并结核病的 HIV/AIDS 孕妇，推荐开始抗结核治疗后尽早开始抗病毒治疗。这样既有利于孕妇本身的健康，也可以有效降低 HIV 的母婴传播。

对于已经开始抗病毒治疗的 HIV/AIDS 患者，如果诊断为结核病，则应立即开始抗结核治疗，并根据药物之间的配伍禁忌对抗病毒治疗方案进行相应调整。

合并结核病的 HIV/AIDS 患者的抗病毒治疗方案见表 5-14。

表 5－14　合并结核病的 HIV/AIDS 患者的抗病毒治疗方案

推荐方案：TDF/AZT＋3－TC＋EFV
备选方案： • AZT＋3－TC＋ABC • TDF/AZT＋3－TC＋NVP
注意： （1）抗病毒治疗前如果血红蛋白不低于 90g/L，可以考虑使用 AZT。 （2）EFV 与利福平配伍：EFV600mg，每日 1 次；对于育龄妇女，要在有效的避孕措施下使用 EFV，避免应用于怀孕前 3 个月；EFV 与利福布丁配伍，则利福布丁剂量增加至 450mg/d。 （3）备选的两种方案均可应用于 CD4$^+$T 淋巴细胞计数较高的患者和一些特殊情况（如伴有乙型肝炎等）；孕妇可使用"AZT＋3－TC＋ABC"方案，但是由于其抑制 HIV 的作用弱于其他两种方案，因此对于合并结核病的患者应该慎用。 （4）NVP 只能在没有其他药物可以选择的情况下使用，尤其不能用于治疗基线 CD4$^+$T 淋巴细胞计数≥400/μL 的男性患者和 CD4$^+$T 淋巴细胞计数≥250/μL 的女性患者，如确需使用含有 NVP 的方案，可以考虑推迟至 CD4$^+$T 淋巴细胞计数下降至＜400/μL（男性）和＜250/μL（女性）时再开始治疗。不推荐 NVP 与利福平配伍，NVP 与利福布丁、克拉霉素按常规剂量使用。 （5）与某些抗病毒药物合用时，应注意抗病毒药物与抗结核药物之间的相互作用。在某些抗病毒治疗方案中，抗病毒药物的剂量可能需要进行调整。

2. 婴幼儿和儿童的抗病毒治疗

在发展中国家，在不治疗的情况下，超过一半的 HIV 感染婴幼儿在 2 岁之前发病或死亡。因此尽早对 HIV 感染的婴幼儿和儿童进行检测和诊断并及时治疗，可以有效降低 HIV 感染婴幼儿和儿童的死亡率。由于母体 HIV 抗体可以在婴幼儿体内持续存在 15～18 个月，因此 18 月龄以内的婴幼儿不能使用 HIV 抗体来进行诊断，只能通过病毒学检测进行 HIV 感染的确证（如 HIV DNA 检测）。

所有 HIV 感染的婴幼儿和儿童，不管 WHO 临床分期或 CD4$^+$T 淋巴细胞水平如何，均应启动抗病毒治疗。针对以下情况，抗病毒治疗应该更加优先提供：①所有 2 岁以内的婴幼儿；②WHO 分期 Ⅲ、Ⅳ 期疾病；③CD4$^+$T 淋巴细胞≤750/μL 或 CD4$^+$T 淋巴细胞百分比<25%（2～5 岁）、CD4$^+$T 淋巴细胞≤350/μL（5 岁以上）。

婴幼儿和儿童 WHO HIV 感染临床分期体系见表 5-15。

表 5-15　婴幼儿和儿童 WHO HIV 感染临床分期体系

临床分期 Ⅰ 期
• 无症状期 • 持续性全身浅表淋巴结肿大
临床分期 Ⅱ 期
• 不明原因的持续性肝脾大 • 反复或慢性上呼吸道感染（中耳炎、鼻窦炎、扁桃体炎等） • 带状疱疹 • 线形牙龈红斑 • 口角炎 • 瘙痒性丘疹 • 复发性口腔溃疡 • 指（趾）甲真菌感染 • 泛发性疣病毒感染 • 泛发性传染性软疣 • 不明原因的持续性腮腺肿大
临床分期 Ⅲ 期
• 不明原因的中度营养不良或消瘦，对标准治疗反应不良 • 不明原因的持续性腹泻（14 天或以上） • 不明原因的持续性发热（体温间歇或连续大于 37.5℃超过 1 个月） • 持续性口腔念珠菌病（6～8 周龄婴幼儿除外） • 口腔毛状白斑（OHL） • 急性坏死性溃疡性牙龈炎或牙周炎 • 淋巴结核

临床分期Ⅲ期
• 肺结核 • 严重的复发性细菌性肺炎 • 急性坏死性溃疡性齿龈炎、口腔炎或牙周炎 • 有症状的淋巴细胞间质性肺炎（LIP） • 慢性 HIV 相关性肺病，包括支气管扩张 • 不明原因的贫血（Hb＜80g/L）、中性粒细胞减少症（＜$0.5×10^9$/L）或慢性血小板减少症（＜$50×10^9$/L）

临床分期Ⅳ期
• 不明原因的严重消瘦，发育迟缓或营养不良，对标准治疗反应不良 • 肺孢子菌肺炎 • 严重的复发性细菌性感染 • 慢性单纯性疱疹感染（口腔或皮肤感染，任何内脏器官感染持续时间超过 1 个月） • 食管念珠菌病（气管、支气管、肺念珠菌病） • 肺外结核 • 卡波西肉瘤 • 巨细胞病毒（CMV）感染（视网膜炎或其他器官感染，1 月龄以上的婴幼儿和儿童） • 中枢神经系统弓形虫病（新生儿除外） • HIV 脑病 • 肺外隐球菌感染（包括脑膜炎） • 播散性肺结核分枝杆菌感染 • 进行性多灶性脑白质病 • 慢性隐孢子虫病（伴腹泻） • 慢性等孢球虫病 • 播散性地方性真菌病（肺外组织胞浆菌病、球孢子菌病、青霉病） • 脑或 B 细胞非霍奇金淋巴瘤 • HIV 相关性肾病或心肌病

（1）婴幼儿和儿童的一线治疗方案：HIV 感染婴幼儿和儿童推荐的一线治疗方案见表 5－16，HIV 感染婴幼儿和儿童合并结核病的首选一线治疗方案见表 5－17。

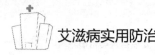

表 5-16　HIV 感染婴幼儿和儿童推荐的一线治疗方案

核苷类和核苷酸类逆转录酶抑制剂	非核苷类逆转录酶抑制剂或蛋白酶抑制剂	
选择其中之一： • AZT+3-TC • ABC+3-TC	NVP EFV LPV/r	未曾暴露于 NNRTIs 抗病毒药物的婴幼儿和儿童可以使用 NVP 或 EFV 或 LPV/r；≤3 岁或体重≤10kg，根据情况选择 NVP 或 LPV/r
• EFV 不适用于体重≤10kg 或年龄≤3 岁的儿童 • ABC：每次 8mg/kg，每日 2 次（最大不能超过每次 300mg） • AZT：180~240mg/m² 体表面积，12 小时 1 次（6 周以上的婴儿） • 3-TC：4mg/kg，每日 2 次（30 日以上的婴儿） • NVP：160~200mg/m² 体表面积，每日 1 次，连用 14 天，然后 12 小时 1 次 • EFV：15mg/kg，每日临睡前 1 次 注：已经在使用 d4T 的儿童 HIV 感染者，剂量为 1mg/kg，12 小时 1 次（最大不能超过 30mg/kg），但应逐渐用 ABC 或 AZT 替换 d4T		

表 5-17　HIV 感染婴幼儿和儿童合并结核病的首选一线治疗方案

合并结核病	抗病毒治疗方案
在进行抗结核治疗的 3 岁及以下儿童	• NVP[*] +2NRTIs • 3NRTIs（AZT+3-TC+ABC）
在进行抗结核治疗的 3 岁以上儿童或青少年	• 首选 EFV+2NRTIs • 替代 3NRTIs（AZT+3-TC+ABC）[**]

[*] 合并结核病且≤3 岁患儿使用 NVP 时，不需要 2 周诱导期，从开始服药即按照每 12 小时 1 次的方式服用。如有必要，请咨询艾滋病合并结核病治疗专家。

[**] 建议三联 NRTIs 仅用于抗结核治疗期间。利福平治疗结束时应当更新 PIs 或 NNRTIs 方案。

（2）婴幼儿和儿童 HIV/AIDS 患者治疗方案的调整：治疗方案的调整原则与成人相似。调整治疗方案的原因：治疗失败和药物不良反应。如果患儿治疗效果很好并可以明确不良反应是由某一种药物引起的，则可以将该药物替换为另一种没有类似不良反应的药物。婴幼儿和儿童治疗失败的定义与成人相似，分别从病毒学、免疫学和临床三方面进行判断。婴幼儿和儿童治疗失败更换二线方案的流程与成人基本相同。推荐婴幼儿和儿童更换的二线治疗方案见表5-18。

表5-18　推荐婴幼儿和儿童更换的二线治疗方案

原一线治疗方案	更换的二线治疗方案
AZT/d4T+3-TC+NVP/EFV AZT/d4T+3-TC+LPV/r ABC+3-TC+EFV/NVP ABC+3-TC+LPV/r	ABC+3-TC+LPV/r ABC+3-TC+EFV/NVP AZT +3-TC+LPV/r AZT +3-TC+NVP/EFV

（3）婴幼儿和儿童HIV/AIDS患者的疫苗接种：HIV暴露或感染的婴幼儿和儿童也应接受常规计划免疫接种。注意活疫苗在严重免疫抑制者中的应用可能导致较高风险，应避免接种；灭活疫苗可进行常规接种。

3. HIV合并乙型肝炎病毒（HBV）感染的抗病毒治疗

免疫正常的成人感染HBV后有2%~5%的可能发展为慢性肝炎，而HIV/AIDS患者的风险可增加5倍。对于HIV合并HBV感染者，HBsAg的自发清除能力下降，HBV复制增加，慢性乙肝的疾病进展要比单纯HBV感染者快，发生肝硬化的风险增加，其肝脏相关的死亡率也显著增加。随着HIV相关死亡率的下降，肝脏相关死亡率的增加逐渐显现。

对于所有HIV合并HBV感染者，如果需要HIV或HBV抗病毒治疗，应同时开始抗HIV及抗HBV治疗。

对于所有HIV合并HBV感染者，当慢性活动性肝炎或肝

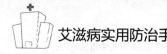

硬化需要用核苷类药物抗 HBV 治疗时，应同时开始抗病毒治疗。

HIV 合并 HBV 感染的抗病毒治疗方案见表 5−19。

表 5−19　HIV 合并 HBV 感染的抗病毒治疗方案

一线方案	备注
• 首选治疗方案：TDF＋3−TC＋EFV • 次选治疗方案：TDF＋3−TC＋NVP	• 定期监测肝功能 • 妊娠妇女孕 3 个月内禁用 EFV • NVP 不用于中、重度肝损伤 HIV 感染者（肝硬化 Child−Pugh B 或 C），仅用于 CD4$^+$T 淋巴细胞计数<250/μL 的女性 HIV 感染者以及 CD4$^+$T 淋巴细胞计数<400/μL 的男性 HIV 感染者
• 二线方案：AZT＋TDF＋3−TC＋LPV/r	• 抗病毒治疗失败，TDF 及 3−TC 仍用于抗 HBV 治疗

4. HIV 合并丙型肝炎病毒（HCV）感染的抗病毒治疗

由于 HIV 和 HCV 传播途径相同，两者合并感染率高，特别是在静脉药瘾者（IDU）、既往卖血者、血友病患者等人群中，因此建议对所有 HIV 阳性者筛查 HCV。HIV 合并 HCV 感染的抗病毒治疗原则如下：

（1）HAART 宜选择肝毒性小的药物，尤其是 HCV RNA 阳性时。HIV 感染会加重某些抗病毒治疗方案的肝毒性。有大约 10% 的患者由于严重的肝毒性而不得不中断 HAART。这一情况尤其易发生于使用 d4T 和 NVP 的患者。因此，应尽量避免使用这些药物。

（2）应避免同时抗 HCV 和抗 HIV 治疗，如确实需同时治疗，需要考虑两种治疗方案药物间不良反应的累加以及药物代谢的相互影响。AZT 和 d4T 也应尽可能避免使用，以防止累加不良反应（AZT 导致贫血和白细胞减少，d4T 导致线粒体毒性）。

（3）抗 HCV 治疗期间的抗病毒治疗方案首选 TDF+3－TC+EFV 或 TDF+3－TC+LPV/r。

5. HIV 感染孕妇的抗病毒治疗

（1）治疗原则：目前推荐一旦确诊为 HIV/AIDS 孕妇，无论病毒载量和CD4$^+$T淋巴细胞水平如何，均应立即进行抗病毒治疗。对于已经开展抗病毒治疗的育龄妇女，一旦发现怀孕，需要根据情况决定是否调整已有的抗病毒治疗方案。无论感染 HIV 的女性处在疾病的哪一阶段，在妊娠期、分娩期及哺乳期均推荐抗病毒治疗，这种方法既发挥了抗病毒的作用，保护了孕妇的健康，同时兼顾了在妊娠期、分娩期和哺乳期预防 HIV 通过母婴途径传播。抗病毒治疗将有效降低母乳喂养者发生 HIV 母婴传播的风险，同时可提高母婴存活率和生活质量。

在用药前和用药过程中，要进行CD4$^+$T淋巴细胞计数、病毒载量和其他相关检测，在用药前和用药期间要持续给予用药依从性的咨询指导。

（2）孕妇抗病毒治疗的监测：孕妇抗病毒用药前、用药过程中应进行相关检测。检测内容与成人和青少年类似，但是更全面，同时也需要结合临床症状对孕妇感染状况进行评价，以便调整用药方案和监测治疗效果。

1）用药前，进行CD4$^+$T淋巴细胞计数、病毒载量及其他相关检测（包括血常规检测、尿常规检测、肝功能检测、肾功能检测、血脂检测、血糖检测等）。

2）孕晚期进行 1 次病毒载量检测，并在分娩前获得检测结果。

3）治疗方案：AZT 或 TDF+3－TC+LPV/r 或 EFV。

小贴士

（1）如果孕妇 Hb≤90g/L，或者基线中性粒细胞＜0.75×10^9/L，建议不选或停用 AZT，可使用 TDF 替换 AZT。使用 TDF 的 HIV 感染者应注意监测肾功能。

（2）获得 LPV 或 RTV 有困难时，可以考虑应用 EFV，但妊娠 3 个月内避免使用 EFV。

（3）在分娩结束后，无论采用何种婴儿喂养方式，产妇均无需停药。

（4）妊娠期间尤其在妊娠前 3 个月通常出现的恶心、呕吐，可能会影响抗病毒治疗的依从性，有产生耐药性的风险。因此，进行抗病毒治疗的女性应该接受对症处理和饮食调节以减少恶心和呕吐的发生。如果持续呕吐影响抗病毒药物的应用，应咨询 HIV 治疗专家。

6. 吸毒人群的抗病毒治疗

吸毒人群肝脏、肾脏、胃肠及血液方面的疾病高发，因此更易出现药物相关的不良反应。针对吸毒人群进行抗病毒治疗时，要特别重视抗病毒药物与美沙酮之间的相互作用（特别是非核苷类逆转录酶抑制剂）。

吸毒人群的治疗需要考虑更适宜的治疗方案，加强监测。简化的方案有利于提高服药依从性，药物品种的选择要考虑更小的肝毒性、神经毒性及药物相互作用。

吸毒人群的服药依从性与病毒载量下降程度及CD4$^+$T淋巴细胞计数的升高程度是相当的。毒品的应用并不影响艾滋病的治疗效果，即便吸毒者还未开始美沙酮维持治疗，只要其符合艾滋病治疗的入选条件，就可以开始治疗。

（七）抗病毒治疗的常见不良反应及处理

1. 消化系统反应及处理

恶心、呕吐、腹胀、腹泻等多由 AZT 引起，常出现在治疗的前两个月内，但大多数并不严重，在这种情况下仍应鼓励 HIV/AIDS 患者继续治疗，同时提醒患者注意服药时间，在饭后 1 小时服药或者进餐时同时服药，在出现恶心、呕吐的症状时注意卧床休息，清淡饮食，少食多餐，避免食用高脂肪、过辣或过甜的食物及奶制品。可给予对症处理，在患者出现脱水症状时及时补液治疗，利用热敷等方法改善局部腹痛的情况，同时注意排便是否正常。可提前告知患者，随着时间推移这些药物不良反应将逐渐好转，让患者有心理准备。若症状持续加重或超过两周仍未好转，需转诊至指定医院进行评价和治疗。

2. 骨髓抑制及处理

骨髓抑制是服用抗病毒药物尤其是 AZT 的一种常见的不良反应。

贫血和中性粒细胞减少常在抗病毒治疗开始后的前 4 个月出现。在此期间应密切监测 Hb 和红细胞压积（HCT）、中性粒细胞水平。如果 Hb 或 HCT 较基线水平下降>25% 或 Hb<70g/L，和（或）中性粒细胞<$0.75×10^9$/L，应停用 AZT 并更换药物。需要注意的是，基线$CD4^+$T 淋巴细胞计数较低的 HIV/AIDS 患者如果合并感染也可能导致贫血。

当出现骨髓抑制时，护理人员应及时对患者进行健康教育，提高其自我保护意识。患者出现头晕等症状时应及时休息，注意控制活动量，同时注意个人卫生和饮食卫生，定期检查血常规。

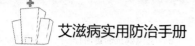

3. 皮疹及处理

许多抗病毒药物可引起皮疹，以非核苷类逆转录酶抑制剂最明显，尤其是 NVP。

皮疹一般发生在开始治疗的前 3 个月。如果是 EFV 导致的轻度皮疹，通常在 3～5 天自动消失。如果在 NVP 诱导期出现轻、中度皮疹，应延长诱导期，NVP 的使用量减半（每日 200mg）直到皮疹症状改善，然后增加到全剂 NVP。

如果在 NVP 诱导期后出现轻、中度皮疹，继续抗病毒治疗并同时用抗组胺药，如氯苯那敏。如果出现中度皮疹，但不进展也不累及黏膜，不伴有系统症状，可考虑单独换用 NNRTIs（如用 EFV 替换 NVP)。同时嘱咐患者保持皮肤干燥清洁，避免阳光直晒，避免使用碱性皂类，穿着棉质衣物，勤剪指甲，避免划伤自己，保持个人卫生。皮疹出现瘙痒时勿抓挠，可用炉甘石洗剂或中药涂搽。

治疗中如果出现中度皮疹伴有发热或黏膜受累，要进行丙谷转氨酶（ALT）检测，同时应密切监测皮疹变化，并请临床专家会诊做紧急评估，以防症状进一步恶化。使用 NNRTIs 的任何阶段出现 3 或 4 级皮疹，均应停用所有抗病毒治疗药物，并立即转诊给 HIV 临床专家处理。

4. 肝毒性及处理

严重的肝毒性常和 NVP 有关，可出现血清转氨酶浓度升高、黄疸及其他肝炎的临床表现。

开始抗病毒治疗前，应评价 HIV/AIDS 患者先前已存在的肝脏疾病，包括 HIV/AIDS 患者的 HBV 和 HCV 感染状况及 ALT 和谷草转氨酶（AST）的基线水平。若治疗前 HIV/AIDS 患者的 ALT 和 AST 值正常且 HBV、HCV 阴性，在接受含有

NVP 的抗病毒治疗方案后，ALT 或 AST 值升高超过 200U/L，则应停止抗病毒治疗。当 ALT 或 AST 值恢复正常并且症状消失后，HIV/AIDS 患者可以在 HIV 临床专家指导下，重新开始采用含 NVP 的抗病毒治疗方案。在治疗最初的 1~3 个月内，应该每 2 周 1 次或更频繁地检测 ALT 和 AST。

在抗病毒治疗的过程中，合并 HBV 感染的 HIV/AIDS 患者，其 ALT 或 AST 值的升高与肝细胞损伤的关系更密切，需要更密切地监测 ALT 和 AST 等肝炎症状恶化指标，建议每 10~14 日监测 1 次。对合并 HCV 感染的 HIV/AIDS 患者，发生 ALT 或 AST 值波动与肝细胞损伤的关系并不密切，但也需要密切监测 ALT 和 AST。对任何 ALT>400U/L 的 HIV 感染者，或临床上出现了黄疸、瘀点以及皮肤容易青紫、出血或扑翼样震颤的 HIV 感染者，应立即向专家组成员咨询。此时应暂停所有抗病毒治疗，并进行对症支持治疗。

抗结核治疗同样可存在肝毒性。合并结核病的 HIV 感染者在进行抗病毒治疗时若肝功能不稳定，应咨询临床专家。

HIV 合并 HBV 感染者在停用含有 3－TC 或 TDF 的抗病毒治疗方案时，有可能造成乙型肝炎的恶化。

5. 肾损伤及处理

TDF 引起近端肾小管细胞的功能障碍，可能导致急性或慢性肾损伤。

大多数报告的 TDF 相关肾病病例为部分或完全的 Fanconi 综合征，主要表现为蛋白尿、尿糖和低磷血症，伴有或不伴有肾小球滤过率（GFR）降低。使用含 TDF 方案开始抗病毒治疗前须评估肾功能、血磷、尿糖及尿蛋白，并在治疗中监测，早期发现肾损伤迹象，及时撤换或减量 TDF 可使肾功能指标部分恢复。肾功能不全的 HIV/AIDS 患者［肌酐清除率（CrCl）<50mL/min］应

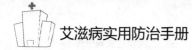

避免使用 TDF，如果需要使用应调整 TDF 剂量。

（八）常见机会性感染的治疗

1. 肺孢子菌肺炎（PCP）的治疗

（1）对症治疗：卧床休息，给予吸氧，注意水和电解质平衡。

（2）病原治疗方案：首选复方磺胺甲噁唑（SMZ-TMP），轻、中度患者口服 TMP $15 \sim 20mg/$（kg·d），SMZ $75 \sim 100mg/$（kg·d），分 3 或 4 次，疗程为 21 天，必要时可延长疗程。重症患者静脉给药，剂量同口服。

（3）激素治疗：中、重度患者（$PaO_2 < 70mmHg$ 或肺泡-动脉血氧分压差 $>35mmHg$）早期（72 小时内）可应用激素治疗：泼尼松 40mg，2 次/天，口服 5 天；之后调整为 20mg，2 次/天，口服 5 天；之后调整为 20mg，1 次/天，口服至疗程结束。

（4）辅助通气：如果患者进行性呼吸困难明显，可给予辅助通气。

2. 结核病的治疗

HIV/AIDS 患者结核病的治疗原则与非 HIV/AIDS 患者相同，但使用抗结核药物时应注意其与抗病毒药物之间的相互作用及配伍禁忌。

治疗药物：异烟肼（H）、利福平（R）、利福布丁（LB）、乙胺丁醇（E）、吡嗪酰胺（Z），根据情况也可选用对氨基水杨酸钠（PAS）、阿米卡星（A）、喹诺酮类抗菌药物及链霉素（S）等。如果结核分枝杆菌对一线抗结核药物敏感，则使用"异烟肼+利福平（或利福布丁）+乙胺丁醇+吡嗪酰胺"，进行 2 个月的强化治疗，然后使用"异烟肼＋利福平（或利福布丁）"进行 4 个月的巩固期治疗。

3. 非结核分枝杆菌感染的治疗

非结核分枝杆菌感染主要是鸟型分枝杆菌感染。治疗的首选方案：克拉霉素每次 500mg，2 次/天，同时联合用利福布丁，可以提高生存率和降低耐药性发生率。

4. 巨细胞病毒感染的治疗

巨细胞病毒（CMV）感染是 HIV/AIDS 患者最常见的疱疹病毒感染。CMV 可侵犯患者多个器官系统，包括眼睛、肺、消化系统、中枢神经系统等。视网膜脉络膜炎是艾滋病患者最常见的 CMV 感染疾病。其治疗：更昔洛韦 5～7.5mg/kg，静脉滴注，每 12 小时 1 次，疗程为 14～21 天，然后 5mg/（kg·d）序贯维持治疗。

5. 单纯疱疹和水痘带状疱疹病毒感染的治疗

主要治疗药物包括阿昔洛韦、泛昔洛韦、伐昔洛韦和膦甲酸钠。不同部位和类型的感染，治疗疗程不同。

（九）抗病毒治疗的监测

1. 临床评估和实验室检查

定期随访接受抗病毒治疗的 HIV/AIDS 患者，随访内容包括临床评估和实验室检查。首次临床评估应该包括体重、身高、生命体征、全面的体格检查、系统的全面评估和用药史。实验室检查可以提高患者自我报告和医务工作者临床评估的可信度。

开始接受抗病毒治疗的 HIV/AIDS 患者应在治疗开始后的第 1 个月内每 2 周到所在地区的抗病毒治疗门诊复诊一次，以评估药物不良反应和依从性。如果患者能耐受治疗，可在开始治疗后的 2 个月和 3 个月分别到门诊复诊一次。以后的复诊可每 3 个月一次。如果患者不良反应较严重，应加大随访频度，及时发现可能的并发症，保证治疗依从性。

医务工作者应保存患者的医疗记录，以便长期连贯地记录患者的疾病进展、实验室检查结果以及药物的使用与调整情况。

2. 治疗效果的评价

抗病毒治疗抑制病毒复制和改善免疫功能的效果可以通过定期检测 HIV 病毒载量和CD4$^+$T淋巴细胞计数来评价。

（1）检测病毒载量：在治疗前做基线病毒载量检测是有必要的，这样便于观测抗病毒治疗后病毒抑制的效果。治疗的目的是完全抑制病毒复制，即病毒载量低于检测下限。到治疗的第 30 天，病毒载量下降至少 $0.5\sim1.0\ \log_{10} cps/mL$，预示着 4 周病毒被完全抑制。抗病毒治疗 4 个月（16 周）时，所有患者的病毒载量应低于检测下限。如果治疗 6 个月后病毒载量还没有低于检测下限，应该仔细寻找可能的原因，包括患者的依从性、药物的相互作用。有条件的地区推荐在 1 个月后复查病毒载量，以观察是否仍高于检测下限。患者在抗病毒治疗后 4~6 个月若病毒载量还没有低于检测下限，应考虑治疗失败。

（2）CD4$^+$T淋巴细胞计数：HIV/AIDS 患者接受抗病毒治疗后的第 1 年CD4$^+$T淋巴细胞计数平均增长 $150/\mu L$。治疗前基线CD4$^+$T淋巴细胞计数较低者（$<100/\mu L$）抗病毒治疗后CD4$^+$T淋巴细胞计数增加缓慢，这反映了疾病晚期CD4$^+$T淋巴细胞显著减少。但是抗病毒治疗仍可以使基线CD4$^+$T淋巴细胞计数低至 $5\mu L$ 或更少的患者获得免疫重建，使CD4$^+$T淋巴细胞

计数恢复到 $200/\mu L$ 以上。开始抗病毒治疗后每年至少复查一次
$CD4^+$ T淋巴细胞计数。在不能检测病毒载量的情况下，可以根
据$CD4^+$ T淋巴细胞计数和临床反应（体重增加、HIV 相关症状
改善）来判断免疫系统的恢复情况。如果$CD4^+$ T淋巴细胞计数
上升比预计缓慢，应该寻找原因，包括患者的依从性、药物的相
互作用等。

（3）临床参数检测：反映抗病毒治疗效果最敏感的一个指标
是体重增加。在患者恶心症状消失，能保持食物正常摄入的情况
下，体重应该增加。每次复诊都应该测定体重，并记录机会性感
染或疾病进展的情况。开始抗病毒治疗后最初的 3 个月出现机会
性感染或者全身症状可能提示免疫重建综合征。抗病毒治疗 3 个
月后，如果再次出现这些症状或者持续的低水平$CD4^+$ T淋巴细
胞计数，则需要警惕这是否由治疗效果不佳造成。

（十）抗病毒治疗的依从性

抗病毒治疗的依从性不论对个体治疗还是整个治疗工作的成
功都具有举足轻重的作用。对治疗依从性的研究显示，高度的依
从性和良好的病毒学结果与治疗有效性有关。为确保抗病毒治疗
的有效性，应至少保证95％以上的治疗依从性。

1. 介绍抗病毒治疗的基本知识

在抗病毒治疗开始前（第一次就诊时），咨询员应向每一位
HIV/AIDS 患者讲解有关抗病毒治疗及治疗依从性的基本知识。

（1）介绍整个抗病毒治疗的程序，强调应达到大于 95％的
依从性并须终身服药以保证治疗成功。

（2）抗病毒药物是可以救命的药，但寿命长短取决于是否每
日都能按时按量服药。

（3）抗病毒治疗并不能治愈艾滋病，成功有效的抗病毒治疗只能在一定程度上防止将艾滋病传染给他人，同时必须坚持使用安全套，进行安全的性行为。

（4）抗病毒药物可能会带来不良反应，大多数不良反应会自行消失。有些不良反应可以通过调整饮食或换用其他药物来缓解，可制订一个方案以便提供支持，帮助患者正确服药。

（5）如果服药后出现不适，应积极与经治医师联系沟通，寻求帮助。在任何情况下都不应由于不良反应自行随意停止服用抗病毒药物，须向医师咨询并得到认可才可停药。

（6）如果服药不规范（不遵守服药方法），疾病会继续发展，身体状况会变坏。这种结果不是马上就会出现的，可能需要几周、几个月甚至几年时间。

2. 正确服药

（1）了解正在服用的药物是否在食物方面有什么要求。

（2）一般情况下，补服漏服药物可按"漏服药物时间是否超过用药时间间隔的一半"原则进行判断。漏服药物如果是在2次用药时间间隔一半以内，可以按量补服，下次服药再按原时间；如果漏服药物时间超过用药时间间隔的一半，不再补服，将下一次用药时间提前。

（3）不能将自己的药分给他人服用。每个患者都有自己特殊的治疗方案和治疗剂量。

（4）如果不按时、按量服药，产生耐药的危险性升高，因为当体内的血药浓度较低时，病毒会大量复制。由于目前的免费抗病毒治疗所能提供的抗病毒药物种类有限，因此确保良好的依从性从而保证这些方案能够长期使用是非常关键的。

3. 加强服药依从性

（1）尽量减少服用药物的数量，并保持简单的服用方法。

（2）尽量减少用药次数（1天不要超过2次，1次更佳）。

（3）将抗病毒药物治疗融入患者日常起居，如选择1天中患者最容易记住服用抗病毒药物的时间。将服用抗病毒药物的时间与其他日常活动挂钩，有助于使服药成为习惯。

（4）将药物放在便于携带又可标记日期的小盒子内或包装在一个药板内。

（5）寻找知道患者感染状况和服药方法的家庭成员及朋友，让其督促患者治疗及提醒服药。

（6）帮助患者制订一个明确的每天按时服药的计划，并与患者讨论该计划的可操作性。

（7）告知患者可能帮助其提高依从性的方法：闹钟提醒（钟表或手机提醒）、药盒、与其他容易且方便记忆的行为相联系、把药物放在容易看见的地方。

（8）鼓励患者与其他人分享自己保持良好依从性的经验。

六、艾滋病病毒感染者的随访管理

HIV/AIDS 患者是艾滋病唯一的传染源。艾滋病潜伏期长，HIV/AIDS 患者主要为青壮年，流动性大，使得艾滋病的流行传播情况变得复杂。因此对 HIV/AIDS 患者的有效随访管理对控制艾滋病疫情具有重大意义。

（一）随访管理的定义、原则

1. 定义

随访管理指随访人员在与 HIV/AIDS 患者建立信任的基础上与其进行交流，及时了解他们的身体状况与心理需求，鼓励配偶告知，提供医学咨询、行为干预、CD4$^+$ T淋巴细胞计数检测、结核筛查、转介等个案管理、服务或帮助的一系列过程。随访管理建立在对感染者隐私保护和符合伦理的前提下。随访可分为首次随访和后续随访。

2. 原则

（1）按现住址管理患者，实行属地化的随访管理，即艾滋病综合防治信息系统中所列："按照现住地址浏览"＋"终审日期"＋"已审核"。艾滋病综合防治信息系统中浏览到的患者就是需要进行管理的患者。

（2）如果 HIV/AIDS 患者因务工、经商、求学和其他因素流动到别的地方，或从原居住地流入本地，则流入地与流出地之间要相互沟通，以便顺利地继续管理患者。如果不知道 HIV/AIDS 患者流出地详细地址，暂不能将患者转出，以免造成失访。

（二）随访责任单位和随访责任人

1. 随访责任单位

目前，HIV/AIDS 患者的随访工作由县级疾病预防控制部门和社区卫生中心或乡镇卫生院共同承担。监管场所内的随访管理由监管场所负责。

2. 随访责任人

每一个随访责任单位均应确定相对固定的随访责任人，负责对 HIV/AIDS 患者的随访管理。随访责任人可根据情况由首诊医务工作者（首诊医生、艾防员、护士）或专职的随访人员担任。

（三）随访管理的内容

1. 首次随访

（1）首诊日为随访管理中非常重要的一个工作日。随访责任人要与 HIV/AIDS 患者建立相互信任的关系，为后续随访工作奠定基础。首诊日随访责任人不歧视、不评判 HIV/AIDS 患者，并具有一定的沟通技巧，能够与患者建立基本的信任关系。原则上要求与患者面对面进行沟通随访，以便于为 HIV/AIDS 患者提供心理支持与关怀救助；提供知识宣传教育和行为干预，降低二次传播概率；提供 CD4$^+$ T 淋巴细胞及相关检测指导；普及安全套知识，与患者建立稳定的联系。

（2）首次随访的内容及要求：

1）接到确证报告后当日或者次日完成首次随访，建议不超过 10 个工作日

2）告知 HIV/AIDS 患者确证阳性结果，并分析可能的感染途径，回答相关问题，消除顾虑。

原则上要求首次随访人员要与感染者本人进行面对面的沟通。若感染者为 10 周岁以下，或不能辨认自己行为的精神病患者，需将诊断结果告知其法定监护人；若为 10 周岁及以上且 16 周岁以下，需将确证阳性结果告知其本人及其法定监护人；若为 16 周岁及以上，则告知感染者本人。

依照首次随访工作标准化流程完成首次随访，签署艾滋病病毒抗体阳性确证结果告知书，责任人和被告知者均需在告知书上签字。

3）填报 HIV/AIDS 患者个案随访表、首次咨询/随访工作开展及信息收集记录表。

（3）除了将阳性结果告知 HIV/AIDS 患者和填写个案随访表，首次随访还应包括以下内容。

1）提供心理支持：对感染者获知感染结果后出现的心理危机和情绪低落等情况给予帮助，让其提高自我认同感，拾回生活的信心，提高生活质量。

2）动员 CD4$^+$ T 淋巴细胞计数检测：约定时间安排做 CD4$^+$ T 淋巴细胞计数检测。

3）治疗咨询：给 HIV/AIDS 患者提供抗病毒治疗的相关知识，强化其进行治疗的意识。

4）鼓励配偶/固定性伴告知：要告知 HIV/AIDS 患者将感染状况告知配偶/固定性伴的重要性，争取关怀和支持。

5）高危行为干预：告知高危行为对自身的伤害，讨论消除自身高危行为对防止疾病快速进展的重要性以及对保护家人和性伴的重要性。

6）预防母婴传播：动员女性 HIV/AIDS 患者的 14 岁以下孩子做 HIV 抗体检测。

7）转介咨询：对于一些有转介需求的 HIV/AIDS 患者，应该进行转介咨询。例如，HIV/AIDS 患者为孕妇时，应转介到当地妇幼机构进行母婴阻断。静脉注射吸毒的 HIV/AIDS 患者可转介到当地美沙酮维持治疗门诊。

8）性安全知识普及：宣传艾滋病知识与安全套使用知识。例如，发放安全套并教导安全套使用方法，用以预防艾滋病传播或预防重复感染等。询问患者有无危险行为，并促进其行为改变。

9）宣传艾滋病相关政策、法规。

10）与随访机构或单位保持密切联系，提高患者依从性：告知 HIV/AIDS 患者与当地随访机构或单位保持联系。联系电话、联系地址发生变动时要及时告知随访机构或单位。

（4）首次随访原则上由报告地随访机构或单位进行。如果在首次随访规定完成的时限内，HIV/AIDS 患者已离开报告地，则首次随访由其现住址所在地的随访机构或单位在网络直报后 10 个工作日内完成。

（5）随访机构或单位应于疫情网络直报后 10 个工作日内，将随访时填写的个案随访表通过艾滋病综合防治信息系统进行网络报告。

2. 开展抗病毒治疗

（1）治疗支持：提升 HIV/AIDS 患者的治疗意愿是治疗支持的第一步。医生需要为患者提供治疗咨询和建议，让患者从心理上、行动上做好治疗准备。例如，有的患者并不清楚治疗可以延长寿命，也不知道治疗药物需要定时定量服用才最有效。因此，在治疗前，医生需要与患者进行沟通，告知治疗对于延长寿命的重要性。

（2）选择抗病毒治疗方案：由医疗机构、疾病预防控制中心根据CD4$^+$T淋巴细胞计数和病毒载量等指标对 HIV/AIDS 患者的感染阶段进行评估，确定治疗方案。值得注意的是，对于一些外出打工者，其服药的依从性可能会差于在家务农者。因此，在选择与确定治疗方案的时候，需要考虑到患者接受现有治疗方案的能力，以及接受该治疗方案后，患者可能面临的依从性上的阻碍等。在随访时应该根据患者的服药依从性增加必要的随访，从而提升服药依从性。

（3）服药、检测辅导：HIV/AIDS 患者获得抗病毒治疗药物后，需要坚持服药，保持服药依从性（如定量、定时服药）。医生需要对治疗者的服药依从性持续进行指导，如提醒其按时领药、每天定时吃药。病毒载量、CD4$^+$T淋巴细胞计数检测也需要按时进行。

1）推荐病毒载量检测频率：对于已接受抗病毒治疗 6 个月以上、病毒被持续抑制的 HIV/AIDS 患者，可每 6 个月检测 1 次。

患者刚开始接受治疗时或调整治疗方案的初期，建议每 4～8 周检测 1 次，以便尽早发现病毒学失败。病毒载量低于检测下限（检测不出来）后，每 3～4 个月检测 1 次。对于依从性好、病毒持续被抑制达 2～3 年、临床和免疫学状态平稳的患者可以每 6 个月检测 1 次病毒载量，但出现 HIV 相关临床症状、使用激素或抗肿瘤化疗药物的患者则建议每 3 个月检测 1 次病毒载量。

2）CD4$^+$T淋巴细胞计数检测及频率：CD4$^+$T淋巴细胞计数的临床意义是了解机体免疫状态和病程进展、确定疾病分期、判断治疗效果和 HIV/AIDS 患者的临床并发症。

一般建议，CD4$^+$T淋巴细胞计数＞350/μL 的无症状 HIV/AIDS 患者，每 6 个月应检测 1 次CD4$^+$T淋巴细胞计数。

已接受抗病毒治疗的患者在治疗的第一年内应每 3 个月检测 1 次CD4$^+$T淋巴细胞计数，治疗一年以上且病情稳定的患者可改为每 6 个月检测 1 次。

对于抗病毒治疗后患者体内病毒被充分抑制、CD4$^+$T淋巴细胞计数长期处于稳定水平的患者，CD4$^+$T淋巴细胞计数在 300～500/μL 的患者，建议每 12 个月检测 1 次；CD4$^+$T淋巴细胞计数＞500/μL 的患者，可选择性进行计数检测。但以下患者则需定期检测CD4$^+$T淋巴细胞计数：发生病毒学失败的患者、出现 AIDS 相关并发症的患者、CD4$^+$T淋巴细胞计数明显降低的患者。

3）HIV 耐药检测及频率：HIV 耐药检测结果可为艾滋病治疗方案的制订和调整提供重要参考。出现 HIV 耐药，表示该 HIV/AIDS 患者体内病毒可能耐药，同时需要密切结合临床情况，充分考虑 HIV/AIDS 患者的依从性、对药物的耐受性及药物的吸收代谢等因素进行综合评判。改变抗病毒治疗方案需要有经验的医师指导。HIV 耐药结果阴性，表示该份样品未检出耐药性，但不能确定该患者不存在耐药情况。

耐药检测方法包括基因型检测和表型检测，目前以基因型检测为主。在以下情况进行 HIV 基因型耐药检测：

采用 HAART 后病毒载量下降不理想或抗病毒治疗失败需

要改变治疗方案时；进行 HAART 前（如条件允许）；对于抗病毒治疗失败的 HIV/AIDS 患者，耐药检测在病毒载量>400cps/mL 且未停用抗病毒药物时进行，如已停药需在停药 4 周内进行基因型检测。

3. 定期随访

（1）抗病毒治疗后，需要进行定期随访。定期随访的目的是了解 HIV/AIDS 患者的身体、生活状况以及心理、行为变化等，促进其采取积极的生活态度和行动计划，逐步建立有利于改善身体和生活状况的行为习惯，实现心理支持、检测跟进、依从治疗、阳性预防的目标。随访单位对 HIV/AIDS 患者进行定期随访时，需要填写个案随访表，并在网络上及时更新和上报随访信息。

（2）首次随访以后 HIV/AIDS 患者的随访管理为每个季度一次。

（3）随访内容。

1）提供咨询服务：对 HIV/AIDS 患者治疗过程中的问题给予解答。

2）依从治疗与行为干预：提升 HIV/AIDS 患者治疗的意识和信心，使其能够保持较好的依从性。对于治疗初期出现不良反应的 HIV/AIDS 患者，需要告知服药过程中出现的不良反应会有一个适应过程，之后不良反应通常会慢慢减轻或消失。此外，对于随访咨询中发现的对健康有害的行为，也应该及时向患者提出改变的建议和指导。

3）CD4$^+$T 淋巴细胞计数检测及病程报告：通常建议 HIV/AIDS 患者每年最少做一次CD4$^+$T淋巴细胞计数检测。发现病程发生了变化，符合 AIDS 诊断标准，则应及时将病程阶段由 HIV 订正为 AIDS。CD4$^+$T 淋巴细胞计数检测结果符合下列一项的可以诊断为 AIDS：成人及 15 周岁（含 15 周岁）以上青少年CD4⁺T淋巴细胞计数<200/μL；15 周岁以下儿童CD4⁺T淋巴细胞计数<1500/μL（小于 12 月龄），或CD4⁺T淋巴细胞计数<750/μL（12~35 月龄），或CD4⁺T淋巴细胞计数<350/μL（36~59 月龄），或CD4⁺T淋巴细胞计数<200/μL（5~14 周岁）。

按临床表现诊断，符合至少一种艾滋病指征性疾病：最近 3~6个月不明原因体重下降 10% 以上，不明原因的发热持续 1 个月及以上；最近 3~6 个月不明原因体重下降 10% 以上，不明原因的腹泻持续 1 个月及以上；半年内有肺结核和（或）肺外结核；反复发作的单纯疱疹；其他艾滋病相关疾病。

4）病毒载量检测：按照《国家免费艾滋病抗病毒药物治疗指南》要求，接受国家免费艾滋病抗病毒治疗的感染者应在治疗后 6~12 个月进行一次病毒载量检测。之后，建议有条件的地区每年进行两次，不具备条件的地区每年进行一次病毒载量检测。

5）身体常规检查、性病检查等：根据基本公共卫生服务要求，每年应对 HIV/AIDS 患者进行一次身体常规检查。若有必要，应该指导增加身体常规检查和性病检查的频率。

6）配偶检测、阳性预防：HIV/AIDS 患者的配偶应该每年检测一次。促使 HIV/AIDS 患者建立安全性行为的意识和习惯，鼓励配偶告知与检测。

7）转介服务：当发现 HIV/AIDS 患者有难以处理的问题和需求时，应该及时转介。提供专业服务的目的是让患者接受更好的医疗服务、预防服务、心理支持和社会支持。

8）帮助提供心理支持、关怀与救助：随访过程中，如发现 HIV/AIDS 患者出现心理问题，需要给予心理上的支持，出现严重的心理问题时可建议转介心理咨询中心。

9）结核病问卷筛查及检查：应在对感染者身体状况评估的基础上，与其讨论如何识别机会性感染的相关症状和体征，帮助其早期诊断和治疗包括结核病在内的机会性感染。对有相关症状或可能发生结核感染的感染者，帮助其转介到有关医疗机构接受结核病检查。为感染者每年至少安排 1 次结核病检查，结核病检查方法须以痰涂片和胸部 X 线检查为准。

10）预防艾滋病母婴传播信息的咨询：对有生育意愿或者已怀孕的感染者，介绍母婴阻断政策和策略，提供基本的母婴传播信息咨询，进一步转介至妇幼保健机构。

11）死亡报告：发现 HIV/AIDS 患者已经死亡时应及时报告死亡，如实填写死亡原因。

（4）随访服务的流程如图 6-1 所示。

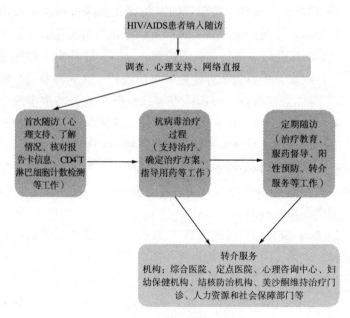

图 6-1　随访服务的流程

4. 随访状态的确定

（1）随访：见面或电话联系到 HIV/AIDS 患者本人，直接了解其状况。联系不到本人，通过其家人了解到该 HIV/AIDS 患者最近的相关状况也应算作随访。

（2）失访：HIV/AIDS 患者的基本信息是准确的，但由于种种原因，无法了解到该 HIV/AIDS 患者目前的准确信息。对于失访的 HIV/AIDS 患者，每到既定的随访日期仍应对其进行随访。

（3）查无此人：首次随访时，通过多种途径调查核实，确定 HIV/AIDS 患者提供的姓名、现住址、户籍地址和联系电话均为虚假信息，而又无法联系到 HIV/AIDS 患者的情况。首次随访为查无此人的，仍应网络直报个案随访表信息。此后，该 HIV/AIDS 患者无需继续随访。

（四）资料管理

HIV/AIDS 患者的随访管理责任单位应给现住址在本辖区的 HIV/AIDS 患者建立个人档案，将个案随访表、CD4$^+$ T 淋巴细胞计数检测报告等资料归入档案，并对 HIV/AIDS 患者的个人档案进行保密管理。不得让无关人员查看 HIV/AIDS 患者的个人档案，不得泄漏 HIV/AIDS 患者的个人信息。

七、艾滋病检测咨询

艾滋病检测咨询（testing and counseling，HTC），即人们在知情同意的前提下选择获得艾滋病咨询、检测及获取相关健康服务的过程。艾滋病检测咨询可以帮助求询者了解艾滋病知识及自身感染风险，有助于促进其改变自身危险行为，了解感染情况，并获得治疗、预防、关怀、支持、转介等信息和服务。这是艾滋病防治工作的重要部分。

（一）主动寻求艾滋病检测咨询

主动寻求艾滋病检测咨询，即艾滋病自愿咨询检测（voluntary counseling and testing，VCT），是指服务对象主动上门，在 VCT 门诊开展咨询和检测及获得相关服务的过程。

VCT 门诊一般设立在各级疾病预防控制中心，以及一部分医院、卫生院、艾滋病防控社会组织。与传统的 HIV 检测不同的是，VCT 不意味着所有前来的人都做检测，有些人可能仅仅是接受咨询。因此，VCT 包括检测前咨询、检测后咨询、预防性咨询、支持性咨询和特殊需求咨询。人们通过 VCT 对艾滋病高危行为有所了解，并对检测做出选择，且这一决定必须是求询者自己的选择。这一过程是完全保密的，严格遵循自愿原则和保密原则。

VCT 是从咨询开始到提供检测、后续关怀和支持的综合服务过程。图 7－1 显示了 VCT 与相关预防治疗及支持工作的联系。

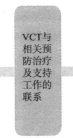

·促进改变危险行为，采取安全行为

·计划将来的生活（家庭、孩子照料等）

·反对、减少对感染者的歧视

·得到社会/社区其他支持机构或组织的帮助

·获得安全套

VCT与相关预防治疗及支持工作的联系

·接受检测结果，采取相应措施

·提供转诊服务

·早期发现并治疗机会性感染预防、筛查和治疗性病

·为感染妇女提供产科服务

·预防母婴传播

·提供计划生育（避孕）服务

图 7－1　VCT 与相关预防治疗及支持工作的联系

（二）咨询技巧

（1）积极关注和倾听。比如："您能不能清楚告诉我，您想知道些什么？"

（2）复述与解释含义。比如："我们刚才谈到了不戴安全套的风险。有感染 HIV 风险的性行为具体就包括无套的肛交、阴道交、口交。"

（3）情感回应，对对方提出的内容给予点头和正向反应。比如："是的，您全程都戴着安全套，这是安全的做法。"

（4）归纳和总结。比如："我听您说完了，您在性生活中从来没用过安全套，我建议可以做一次检测。"

（5）沉默（给对方时间宣泄）。

（6）鼓励对方谈话的积极性。比如："是的，请继续讲……"

（7）质询。比如："您知道如果不带安全套，可能会发生什么事吗？"

（8）重复。比如："您刚刚说了有了女朋友很高兴，接下来呢？"

（9）强调。比如："您需要告诉我实话，之前和女朋友/配偶发生性行为时有没有带安全套？"

（10）灵活与耐心。比如："您说没有听说过安全套，那有没有听说过避孕套？"

（三）咨询员要求

（1）需要有高度责任心，富有同情心，不歧视求询者。

（2）坚持保密、尊重、不评判原则。

1）保密：医生有义务不透露求询者的个人隐私，且谈话紧密围绕求询者的需求和目的，不能探究无关的隐私问题。

2）尊重：医生尊重求询者的自我决定权，可以按照实际情况提出合适建议，但不能代替求询者做出决定。

3）不批判：当求询者的价值观和自己（比如性观念、性道德）冲突时，不要把自己的价值观强加给求询者。

（3）运用适当的咨询技巧，对咨询过程中可能出现的突发事件有良好的应对和应变能力。

（4）语言通俗易懂，不要用医学术语。

（5）认真核查求询者的个人信息，及时反馈检测结果，并做好记录。

（四）检测前咨询

1. 对求询者强调咨询的保密性

开展咨询工作前需要取得求询者的信任，医生需要说明咨询过程和内容都是保密的。求询者对医生充分信任，是咨询工作成功开展的前提。

2. 进行危险因素评估

了解求询者及其性伴的危险行为情况及感染艾滋病的危险程度。危险因素评估内容如下。

（1）性行为：性行为方式（阴道交、肛交、口交等）、性伴数量及背景（性行为发生时是否喝酒、吸毒）、性活动频度、使用安全套的情况（是否全程正确使用安全套）和性伴感染的可能。

（2）血液传播途径相关行为：静脉注射吸毒时是否与他人共用针具，针具的消毒情况，有无卖血、输血或使用血制品，有无器官移植。

（3）生活、职业暴露：未结痂的伤口或者破损皮肤是否接触到了被污染的血液或体液；是否接受过没有严格消毒的、进入人体的操作，如纹身、穿耳洞等。

（4）母婴传播：HIV 阳性的孕妇将病毒传播给后代的风险。

医生可以根据求询者主诉的危险行为情况进行简单评估，并告知和建议。

相关风险行为见表 7－1。

表 7－1　相关风险行为

具体行为	说明	风险
不使用安全套阴道交	有的求询者不知道安全套，只知道避孕套，医生需要进一步询问	高风险
不使用安全套肛交		高风险
共用注射器和针头	有没有吸毒，与别人用一个针	高风险
重复使用同一安全套	不卫生，可能会破裂	高风险
多个安全套重叠使用	增加滑脱和破裂的可能	高风险
卖血、接触污染血液	有没有卖过血	高风险

续表7-1

具体行为	说明	风险
接触未消毒医疗器具	去不正规医院进行注射、手术、拔牙	中度风险
多个性伴，且使用安全套	多性伴本身会增加风险	中度风险
不使用安全套口交	如精液射到口腔中将有更大风险	低/中度风险
和艾滋病患者接触	包括握手、拥抱、吃饭等一般生活接触	无风险
脱衣服摸生殖器，无插入性行为	生殖器没有损伤，也没有发生体液交换	无风险

3. 解释 HIV 抗体检测方式、流程、结果以及窗口期

在咨询过程中，有必要向求询者简单介绍 HIV 检测方式、流程、结果以及窗口期。

（1）检测方式：可以向求询者说明检测包括血液检测、唾液检测和尿液检测三种方式。血液检测是最为常见的初筛检测方式，包括抽取静脉血进行实验室检测和采取指尖血进行快检两种形式，前者需要数天时间得出结果，后者在 15～20 分钟即可得出结果。血液检测、唾液检测和尿液检测的准确率均很高。无论哪种检测方式，正规检测试纸的准确率几乎都达到 98% 以上。

此外，对于有自检需求的求询者，可以对自检进行简单介绍，尤其提示求询者在自检过程中需要注意的事项：①自检试纸来源可靠，试纸没有质量问题，没有过期；②自检操作流程正确；③学会正确判读结果。

（2）检测流程：向求询者解释检测结果分为初筛结果和确证结果。无论是在机构检测还是用试纸自检，如果得到阳性结果，都不是艾滋病感染的最终证据，对于初筛出现的阳性结果，还需

要进一步确证。

（3）检测结果解释：解释结果有阳性、阴性、无效之分。

（4）窗口期：向求询者解释发生高危行为后，如果不小心感染了 HIV，抗体检测并不是立即能检测出来感染的，而是要等感染后至少 3 周，才能够检测出是否感染了 HIV。这段从 HIV 感染到结果能够检测出的时期就是窗口期。感染者在发生高危行为后，必须过了这段窗口期，才能够检测出来 HIV。

4. 宣传预防 HIV 感染的相关知识

无论求询者是否接受检测，都需要向对方强调预防 HIV 感染的重要性，提供有关改变危险行为、预防 HIV 感染和传播的知识。例如，对于不清楚不使用安全套可能感染 HIV 的求询者，可以充分运用案例让对方了解使用安全套对于预防 HIV 感染的重要作用。

5. 与求询者讨论减少危险因素的方法

首先评估求询者是否有减少危险因素的能力，讨论减少危险因素的障碍和可能的解决办法，流程如图 7-2 所示。

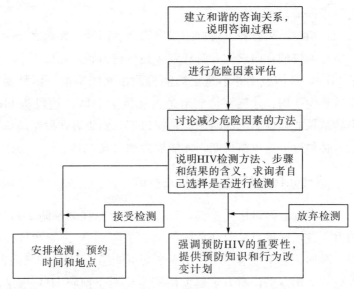

图 7-2 讨论减少危险因素的流程

（五）检测后咨询

1. 阴性结果咨询的基本过程和要点

（1）清楚告诉检测对象阴性结果及意义。推算最后一次可能感染 HIV 行为发生的时间，判断是否已经度过了窗口期。如果没有，有必要复查。

（2）对所有检测对象，都需要鼓励其改变危险行为，并告知减少危险行为的方法。

2. 阳性结果咨询的基本过程和要点

（1）清楚告诉检测对象阳性结果及意义。可告知检测对象：初筛阳性结果只是怀疑感染 HIV，最终还要进行确证试验才能得出是否感染 HIV 的结论。

（2）给检测对象一定时间理解检测结果，并解释疑问。

（3）允许检测对象宣泄情绪，注意识别其心理危机。待检测对象平静后，与其讨论 HIV 感染并不是病入膏肓，HIV 感染可以通过药物很好地控制，应该积极面对生活，维护自己的健康，预防感染其他疾病。

（4）告诉检测对象可以获得的支持和转介服务，鼓励其参加复诊随访。

（5）鼓励检测对象与性伴沟通并及时进行 HIV 检测，提醒检测对象性伴不一定也是 HIV 阳性。

（6）鼓励检测对象改变危险行为，避免将 HIV 传播给目前和将来的性伴，告知其应有的权利以及对社会、家庭的责任和义务。

（7）针对有生育需求的阳性妇女，可与其讨论生育计划，告知其需要坚持服用抗病毒药物以预防母婴传播和保护自身健康；对于有婴儿的感染妇女，应提供正确的婴儿喂养方法、婴儿早期诊断及后续服务、性伴的检测等指导。原则上，HIV 感染的母亲应避免母乳喂养，选择母乳喂养的母亲应避免混合哺乳（混合哺乳是指加入其他的液体或固体的母乳喂养，混合哺乳可使肠道发生炎症等而增加儿童 HIV 的易感性）。

3. 咨询员的工作

咨询员应填写检测咨询个案登记表及做相关记录。

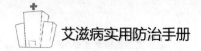

（六）医务工作者主动提供的艾滋病病毒检测咨询服务

1. 医务工作者主动提供的艾滋病病毒检测咨询服务（provider-initiated testing and counseling，PITC）的定义与规范

（1）定义：医务工作者在医疗服务中主动为就诊者提供HIV咨询与检测，主要包括检测诊断和机构提供的常规服务，需要与HIV预防、治疗、支持等服务相结合。

（2）规范：PITC过程中做到"知情不拒绝""隐私保护"。

2. PITC在艾滋病防治中的作用

PITC是艾滋病防治工作的重要组成部分，是连接健康咨询、抗病毒治疗、母婴阻断、高危行为干预、性传播疾病和机会性感染诊治、社会支持获取等工作的桥梁和纽带。检测可达到确定个体是否感染HIV、评价治疗效果、检测是否耐药、判断病毒是否变异等目的。咨询可为求询者提供必要的帮助、指导和支持，帮助求询者减轻心理压力，增强自信，积极应对面临的问题，选择有利于艾滋病预防与治疗的行为。

（1）帮助求询者了解艾滋病基本知识，促进高危行为者改变危险行为，减少HIV的传播。

（2）帮助求询者了解HIV抗体检测的意义，促进其检测以使其及时了解HIV感染情况并获得有关医疗服务的信息。

（3）帮助求询者了解国家有关治疗、预防、关怀等方面的政策和信息，使求询者及早获得有关服务和支持。

（4）可为高危人群和重点人群提供关怀、支持和转介服务。

（5）可为HIV/AIDS孕产妇提供相关信息，减少艾滋病对母婴健康的危害。

（6）深入有效地开展艾滋病的宣传指导工作，减少歧视和对艾滋病的恐惧心理，促进艾滋病预防控制工作的顺利进行。

（7）快速评估预防、治疗的效果，如针对患者安全套使用与服药依从性问题，与患者讨论具体改善方法。

3. 建议需检测的对象

（1）当出现如下症状时，医务工作者应该主动为求询者或就诊者提供 HIV 检测咨询：①不明原因持续发热一周以上；②长期感觉疲劳无力；③久治不愈的皮肤病；④不明原因的消瘦。

（2）女性 HIV/AIDS 患者所生的婴儿：18 个月以内可采用核酸检测早期诊断，18 个月后可采用抗体检测。

（3）以下就诊者：吸毒者、性工作者、多性伴者、同性性行为者、有偿供血及受血者、性病门诊就诊者、术前者、住院及有创伤检测患者、孕产妇、HIV/AIDS 患者的配偶/性伴、婚前体检者、结核病患者。

4. PITC 的工作流程

（1）提供检测前信息服务及知情同意：PITC 强调知情同意和自愿检测，但采用的是"知情不拒绝"原则，即将检测作为一种常规服务，如果就诊者不拒绝，即为其进行 HIV 检测。PITC 不提供检测前咨询服务，而提供检测前信息服务。

就诊者有权拒绝检测，但没有拒绝的情况则认为默许接受检测。即使拒绝检测也不会影响其他就诊服务，这些服务与 HIV 感染状况无关。如果检测结果为阳性，应鼓励就诊者告知其他暴露者。

（2）主动安排检测：如果就诊者在接受宣传后不拒绝，医生可以主动提出进行 HIV 抗体检测，并安排采血。同时告知就诊者获取检测结果的时间、地点。针对有高危行为的就诊者，无论就诊者是否接受检测，都要为其提供医疗服务。

（3）结果告知与检测后咨询：清楚告诉检测对象阳性结果及意义，可告知检测对象：初筛阳性结果只是怀疑感染 HIV，最终还要进行确证试验才能得出是否感染 HIV 的结论。其余要点与 VCT 中 HIV 阳性者告知内容相同。

（七）转介服务

转介服务是指检测咨询服务过程中，咨询员发现本单位不能够满足检测对象的需求，如不能做 HIV 筛查、复检或确证试验，不能提供结核病或性病治疗、心理关怀及支持等，将其转介到其他适宜单位寻求服务和帮助的一种服务形式。HIV/AIDS 患者转介服务包括如下五个步骤：

（1）评估转介的必要性和意义，评估需考虑检测对象接受和进行转介的意愿和能力。

（2）联系转介单位，该单位必须符合检测对象的需求，充分考虑文化、年龄、性取向、疾病进展水平和经济承受能力。

（3）应帮助检测对象获得转介服务，向其提供服务机构名称、内容、地点、联系方式、工作时间、所需花费等信息。

（4）记录和评价转介结果，如检测对象是否获得了转介服务，若未获得，询问原因，并记录满意度。

（5）转介服务包括四个方面：医疗服务、预防服务、心理支持和社会支持。

转介工作范围、转介机构及服务内容见表 7-2。

表7-2 转介工作范围、转介机构及服务内容

工作范围	转介机构	服务内容
医疗服务	综合医院，包括抗病毒治疗定点医院	识别常见的临床表现，指导自我护理和日常饮食起居中的注意事项；预防和治疗机会性感染；抗病毒治疗及处理不良反应；评价免疫状况和疾病进展状况，如CD4$^+$T淋巴细胞计数和病毒载量
	妇幼保健机构	生育指导、预防艾滋病母婴传播、人工喂养和分娩服务
	性病门诊	诊断和治疗性病
	生殖健康机构	提供生殖健康服务
	结核病防治机构	诊断和治疗结核病
预防服务	疾病预防控制机构	艾滋病相关咨询、艾滋病病毒抗体检测复查和确证；CD4$^+$T淋巴细胞计数检测；感染者随访管理；提供预防服务信息和材料（安全套、宣传材料等）；提供防止将HIV传播他人的预防用具和措施，特别是预防性伴或同伴间传播
	针具交换点	获得清洁针具和艾滋病预防服务
	戒毒所或戒毒中心	为吸毒者提供戒毒指导
	美沙酮维持治疗门诊	提供美沙酮维持治疗和艾滋病预防服务
社会支持	民政部门、人力资源和社会保障部门	解决生活困难问题、就业问题、个人或子女就学问题、子女或父母抚养问题
	妇女联合会（妇联）	帮助解决家庭暴力等问题
	法律救援机构	帮助解决法律援助问题
心理支持	心理咨询中心	提供心理辅导和心理支持，缓解心理压力

八、艾滋病健康教育策略及方法

（一）健康教育和健康行为相关定义

1. 健康教育的定义及核心环节

（1）定义：健康教育是以健康行为为研究对象，研究健康促进理论和方法的科学和艺术。

健康教育通过信息传播和行为干预，帮助个体和群体掌握卫生知识，树立健康观念，采纳有利于健康的行为方式。其目的是减少影响健康的危险行为，促进健康和提高生活质量。

健康教育是有计划、有组织、有评价的系统干预活动。它以调查研究为前提，以传播健康信息为主要措施，以改善对象的健康相关行为为目标，从而达到预防疾病、促进健康、提高生活质量的最终目的。

健康教育实质上是一种干预，它提供人们行为改变所必需的行为知识、技术与服务，使人们在面临预防、治疗、康复等各个层次的健康问题时，有能力做出行为抉择。

（2）核心环节：健康教育的核心是关注健康行为，其要点是行为的转变。健康教育主要包括以下五个环节。

1）教学者：学校里健康教育的教师、医学或卫生专业人员、社会工作者等。

2）健康相关信息：由于健康是一个非常宽泛的概念，所以健康相关信息涉及的范围很广。选择信息有三个原则：一是保证信息的正确性，这对促进人们的健康是有益的；二是证据充分，即选择有循证依据的健康信息；三是要适合学习者的需求。

3）教学活动：多种形式的教学活动，包括个体咨询、指导、人际和小组活动、各种媒体的宣传等。

4）学习者：可以是个人、团体。

5）效果：通过开展教育活动，提高健康素养，增强人们自身的健康决策能力，使人们做出有益健康的理智决定和明智选择，让人们养成有益健康的生活习惯，从而维持和改善个人和群体的健康。

2. 行为的定义

行为是指在内外环境刺激下机体为适应环境所做出的反应，也是机体为维持个体生存和种族延续，在适应不断变化的环境中所做出的反应。

人类行为是在内外环境影响下所引起的内在生理和心理变化以及外在的能动反应，是指具有认知、思维能力并有情感、意志等心理活动的人对内外环境刺激所做出的能动的反应。行为既是内外环境刺激的结果，又会反过来对内外环境产生影响。

人类行为是由其独特的生物性和社会性共同决定的。

（1）人类行为的生物性：人活着就必然会产生各种生理需求，这些生理需求是人启动行为最初的和最基本的动力，包括摄食、性、防御、好奇和追求刺激、睡眠。

（2）人类行为的社会性：人不能脱离人类社会而存在，人类的社会性决定了人类行为的社会性，这也是人类个体与社会环境相适应的结果。人类行为的社会性的特点包括获得性、可塑性、行为多样性、主动选择性、文化认可性。

人类为了社会生活的协调和整体的利益，也会规范、约束和调节社会成员的行为，使之形成类似的具有群体一致性的社会性行为来满足社会需要或符合社会的要求。同样，人的行为也会反作用于人类社会，对人类社会产生影响，使社会环境发生变化。

3. 健康行为的定义

健康行为广义上是指人体在身体、心理、社会各方面都处于良好健康状态下的行为模式。这种带有明显理想色彩的健康行为几乎不存在。

狭义上，健康行为指人们为了预防疾病、增强体质和维持身心健康而进行的各种活动，如保证睡眠充足、均衡营养、运动等。健康行为不仅能不断增强体质，维持良好的身心健康和预防各种行为、心理因素引起的疾病，而且能帮助人们养成健康习惯。健康行为可具体分为以下几类：

（1）预防行为：为了预防疾病，或者为了发现无症状状态下的疾病，保证身体健康所做出的任一活动。

（2）疾病行为：自我感觉生病的人所采取的任何旨在确定健康状况或寻求恰当治疗的行为。

（3）患者行为：被确诊有病或自认为生病者所采取的任何旨在恢复健康的行为，包括主动获得治疗、照料、静养康复、主动休息等。

（二）健康行为的影响因素

1. 个体因素

个体有多方面的因素可以影响其行为的形成，包括遗传因素、生理因素、心理因素等。

（1）需求和需要：需求和需要是人的能动性源泉，是人类行为的根本动因。需要是客观存在的，既包括生理需要，也包括社会需要。需求是客观需要刺激在大脑中的主观反映，是被大脑意识到的需要。健康是人的客观需要，但许多情况下由于种种原因人们并没有意识到健康需要，因此，健康教育活动应该激发人们的健康需求。

（2）认知：认知是获得和利用信息的过程与活动。个体知识、信念、价值观的形成基于认知，并进一步形成态度，进而影响行为。环境中有许多刺激信号，大脑将无关刺激信号过滤后，选择出自己感兴趣的信号。比如一个人走在路上听到别人谈艾滋病的时候，他可能毫无感触，但是如果他感知到自己有感染HIV 的风险，对于外界有关艾滋病的信息，他很可能会立刻集中注意力。人们关心自己的健康问题，往往会力图获得这方面的知识。健康教育所提供的信息就应该清晰、鲜明，并且能引起人们注意。

当然，也会存在"认知与行为不协调"的情况，例如，医务工作者通常知道吸烟有害健康，但是依然有医务工作者吸烟。"认知与行为不协调"通常缘于多个需要导致冲突，或者行为条件不具备、从众等。

（3）态度：态度是个体对人、物、事情的反应与倾向。态度包括三部分：认知成分（赞同/不赞同、相信/不相信）、情感成分（喜欢/不喜欢）、意向成分（行为意图、行为准备状态）。态度是可以改变的，其改变可分为三个阶段：服从、同化、内化。服从即从表面上改变自己的看法，处在这个阶段的人只是顺从，内心并不情愿；同化指人们不是被迫地而是自愿地接受对方的观点、知识、信念；内化表示从内心深处相信和接受他人的观点、知识、信念。

态度与行为的关系并不是单向的，两者可以相互影响。例如，禁止公众场合吸烟，大家也都接受此规定不吸烟，那么这样的行为反过来也会使他们的态度发生变化。

（4）情感和意志：情感指持续而稳定的、具有深层体验的感情反应，如自尊、责任、亲人间的爱等。通常所说的感情就包括了情感和情绪。情绪是短暂而强烈的、具有情境性的感情反应，如愤怒、恐惧等。情感和情绪可以是认知发展的契机，激发人们去思考、行动。

意志是人有意识、有目的、计划地调节和支配自己行为的心理过程。意志包括决定（准备行为）和执行（实现行为）两个阶段。在实现行为的过程中，意志表现为坚定地向着目标前进，努力克服各种主客观困难，执行行动计划并实现目标。

人的心理是认知、情感、意志的统一体，三者相互促进、相互影响、相互渗透。人只有认识客观事物的发展规律，才能有意识地确定目标和行为，因此意志以正确认识客观现实为前提。意志与情感密切联系，高尚的情感可以成为意志的动力，消极的情感会阻碍意志。健康行为也涉及意志活动，例如患者在确定目标、制订计划和坚持服药的过程中，可能会遇到动机冲突与实际困难，能否坚持服药，需要一定的意志力。

2. 家庭因素

家庭是以婚姻和血缘关系为基础的人类社会生活的基本单位。家庭与每个成员的成长、爱好、生老病死息息相关，家庭成员之间存在的情感联系也对他们的行为生活有着重要影响。家庭是个体最早接受社会化的场所，父母是孩子进行社会化的最先执行者，子女从家庭接受有关健康的知识，形成早期的健康行为习惯。可以说，人类所有的社会行为几乎都可以在家庭环境内观察到，因此家庭也是健康行为影响因素的汇聚之所，也是实施健康教育的重要场所。

3. 教育因素

教育是指一切增进人们知识、技能、机体健康并形成和改变人们思想意识的活动，是人们社会化的过程和手段。教育的目的除了传授知识和技能，还有传播思想意识和社会行为规范。通常教育水平越高的人，其行为的理性化也就越高，能采用比较健康和合理的方式安排生活，也可能偏向生活、工作条件的改善及个人精神生活的丰富。教育的平台很多：如学校，在塑造青少年社会行为中发挥着关键作用；如社区，在社区人员健康教育工作中扮演着重要角色。

4. 文化因素

文化是人类所创造并达成共识的、能够传承的意识形态、价值规范、精神伦理的总和。文化以语言和文字为表象，对人类行为的形成和发展有着广泛的约束和规范作用。

（1）思想意识：思想意识是人们对客观世界认识的理性化产物，表现为观点和信念等。积极的思想意识促进健康行为。健康教育不仅要传播健康信息，而且要提倡进步、乐观的思想意识。

（2）社会道德：道德是以善恶、荣辱观念来评价和调节人们社会行为的一种社会规范。道德舆论则是将一定的社会行为准则推荐给社会成员。健康教育运用电视、广播等传统媒体及微信等新媒体，有意地发动关于健康行为的道德舆论，增强人们的健康认知。这比自发形成的社会舆论更集中、更系统，信息量更大，权威性更强，能够迅速影响人们的行为。

5. 大众传播与新媒体因素

大众传播是指专业机构通过报纸、杂志、广播、电视等媒体向为数众多、范围广泛的不特定人群传播信息的过程。而新媒体

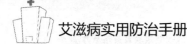

是指相对于报纸、杂志、广播、电视等传统媒体，采用新技术创建的新兴传播媒体。当今社会，大众传播是最强有力的传播，人际传播和群体传播是人们最常用和最灵活的传播方式，而新媒体的出现又为健康传播提供了新的信息平台。目前，以网络为基础的互动性健康传播干预成为健康教育的新领域。

6. 社会因素

社会是人类生活的共同体，其本质是生产关系的总和。社会因素的范围很广，对个体行为的影响无处不在。

（1）经济发展：经济发展是人类生存和保持健康的决定力量。经济发展对人们的健康是有利有弊的，如经济生活水平的提高虽然会减少营养不良等疾病，但却让一些人进食过多精制食品，高热量、高脂肪、高胆固醇食品的摄入使得肥胖、心脑血管疾病、肿瘤的发病率上升。健康教育工作者应该仔细研究社会经济活动中各种因素的变化并积极采取相应对策，以促使人们的行为往健康的方向转变。

（2）社会人口：人口是一定区域内的全体居民。人口体现的特征如人口分布、人口构成、人口变动，均为人口现象。人口分布、人口构成（如年龄、性别、职业）、人口变动对人们健康行为的产生和发展都会有一定影响。比如，人口密度过大会使得教育资源不足，造成人群教育水平低下，不利于健康行为的形成和发展。

（3）法律与社会制度：法律法规是国家制定认可，并由国家强制力保证实施的社会行为规范。社会制度是一定历史条件下的组织在某活动领域中的各种基本行为规范的综合系统。虽然健康教育强调让人们自愿采取有利于自己健康的行为，但是对于严重危害健康的行为，有时必须采取威慑和惩罚手段明确禁止，尤其对于团体健康行为，更要注重法律武器的运用。健康教育工作者要善于总结和完善制度，把一些社会公认的有利于保障健康的行为以制度的形式固定下来。

7. 物质环境因素

（1）自然环境：指与人类生活行为相互关联、相互影响的自然条件的总和，包括地理、生物、地下资源等。

（2）建成环境：指人们为了更好地生活和适应社会而建立的人工设施，如住房、学校、社区等环境。

健康教育工作者在进行健康教育的时候需要注意环境的影响。例如，我国东西部、山区与平原、沿海和内地，由于自然环境不同，人们的生活习惯与饮食习惯均有差异；再如，如果学校及生活环境中没有设立相应的洗手设施，则无法培养"饭前便后要洗手"的卫生习惯。

（三）健康教育的场所和对象

1. 健康教育的场所

以下五个主要场所与当今健康教育尤其相关。

（1）学校：学校中的健康教育包含课堂教学、教师训练和支持健康行为的学校环境的改变。例如，为了使学生采取长期的健康行为，我们使用一些健康教育理论和方法促进学校开展学生的控烟健康教育。

（2）社区：以社区为基础的健康教育利用了社会关系、社会组织以及媒体和人际关系来扩散健康知识，使得健康知识和观念进入较大的群体。例如，休闲中心和邻里的社区干预已经被用来激励健康的营养饮食行为，以降低心血管疾病的危险。

（3）工作场所：人们工作时间很长，工作场所一方面是压力的来源之一,另一方面也是社会支持的来源之一。例如,将健康促进和工人安全及职业病预防结合起来能够增强健康干预的有效性。

(4)健康保健单位:为高风险个体、患者及其家庭和周边社区提供健康教育和健康保健。健康服务传播具有不断变化的性质,这一性质带来了对健康教育的更多关注。

(5)家庭:通过交流渠道及类似互联网、电话和邮件这样的媒介,健康干预被传入人们的家庭。例如,通过信息、邮件和电话进行家庭成员访谈,这样的策略使健康干预信息传播至更多的群体,如高风险群体。

2. 健康教育的对象

健康教育的对象包括个体、团体、组织、社区或是以上几者的结合,是可能面临疾病危险的人或患者。对于这部分对象,需要考虑以下几点:

(1)社会人口学的特征和民族/种族背景:人们已经把社会经济地位和健康状况及健康行为联系起来。经济状况较差的人们有更高的患病率和死亡率。对社会经济和民族/种族的群体患病率和死亡率差异的认知,导致人们付出更多的努力来减少或消除健康不平等。

社会人口学特征包括性别、年龄、种族、婚姻状况、居住地及工作的一系列特征,形成了健康教育对象的特点。以凉山彝族自治州为例,由于"男尊女卑"的文化传统,女性与男性在卫生服务、健康教育服务资源的利用上与可及性上有可能存在差别。此外,不平等族群观念、贫富差距等因素也会影响到健康教育服务。

(2)生命周期阶段:健康教育提供给处于生命周期每一阶段的人们,包括从受益人出生之前的孕期健康教育到垂垂老矣的人们的自我护理教育和康复教育。应该以发展性的视角指导健康教育。儿童可能对健康和疾病存在错误的观念，例如他们可能认为疾病是对不良行为的惩罚。青春期少年可能对意外和长期慢性病产生无助的感觉。中老年人可能将癌症的症状归因于不可阻挡的老化过程，而不是归因于疾病本身。健康保护目标强调要涵盖每一生命阶段的人们。

（3）疾病或危险状况：诊断有疾病者通常经历的不仅仅是症状，也包括医生做出的病情预测。

（四）健康教育的相关理论、研究与实践

1. 理性行为理论与计划行为理论

（1）理论简介与框架结构：理性行为理论（TRA）和计划行为理论（TPB）假设的前提是人的行为是在其主体意识支配下发生的，各种行为在发生前都要经过信息加工、分析、思考，一系列的理由决定了人们行为的实施动机，即认为合理性是发生和维持行为的主要原因。

（2）理性行为理论：理性行为理论包括信念（行为信念与规范信念）、态度、意向和行为，并认为行为的最重要决定因素是意向。而意向的重要影响因素是一个人实施行为的态度和行为规范。

（3）计划行为理论：考虑到个体不可能完全用意志控制行为，于是在理性行为理论的基础之上增加了感知控制，即个体对行为控制的信念。感知控制不仅可以与意向一起影响行为，还可以调整意向对行为的效果。

我们在干预艾滋病相关行为时，并不是简单地对个体或群体进行知识宣传即可，而是需要考虑到对方的性格、态度、人口学

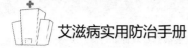

特征、社会规范、信念与感知力等。

2. 健康信念模式

（1）理论简介与框架结构：健康信念模式（HBM）是为探讨美国公共卫生服务中实施免费结核病筛查项目普遍失败的原因而发展起来，试图解释和预测健康行为的心理模型。健康信念模式包括许多基本概念，这些概念能够帮助预测人们采取行动预防、监测或控制疾病的原因。

1）感知到威胁：即对疾病威胁的感知，包括感知到易感性和严重性。

A. 感知到易感性：感知到易感性说的是对生病或产生症状的可能性的信念。例如在一个人进行艾滋病检测之前，他必须先相信有感染艾滋病的可能性。

B. 感知到严重性：对感染疾病或不进行治疗的严重后果的感觉，包括医药和临床结果（如死亡、残疾及疼痛）的评价及可能的社会影响的评价（如对工作、家庭生活和社会关系的影响）。易感性和严重性的结合被界定为已感知的威胁。例如，一个人感知到，如果得了艾滋病不去定时吃药，就可能给生命带来威胁，也会因此无法陪伴家人和朋友。

2）行为评价：对采纳健康行为的利弊进行比较和权衡，包括感知到益处和感知到障碍。

A. 感知到益处：即使一个人感知到易感性，这一观念是否会使行为发生变化，还受到这个人关于各种降低疾病威胁的行动信念的影响。其他与健康无关的观念，如通过戒烟来使家人满意、早点去看小病就能省掉治疗大病的钱、戴安全套能够让老婆高兴，也可能会影响一个人的行为决策。因此，有时人们不太可能接受任何推荐的促进行为，除非他们也认为这些行为有可能产生一定的好处。

　　B. 感知到障碍：一个健康行为可能会存在消极方面，这样就会对医生推荐健康行为产生阻碍作用。比如，医生告知某妇女戴安全套可以保护她不患上艾滋病，但是她的老公并不为此感到高兴，为了不让老公生气，她无法从心理上完全接受这个推荐的健康行为。当个体带着感知到的障碍去衡量行动的预期益处时，一种潜意识的成本－效益分析会发生："它将对我产生帮助，但它可能成本太高，有消极的作用，可能不尽如人意、不方便或耗时。"

　　3）行为线索：即行为的诱因或者提示因素，是健康行为发生的决定因素。一般而言，行为线索可以是事件或人，刺激人们改变他们的行为。比如艾滋病知识宣传单、街头横幅等，都可以成为重要线索。

　　4）自我效能：自我效能被界定为一个人能够成功地实施行为、达到目标的坚定信念。它基于人们的信心，即人们认定一项特定的行为将会带来特定的结果。它和感知到益处有相似之处，但又有所不同，其更强调个体信念。

　　健康信念模式的组成部分如图 8－1 所示。

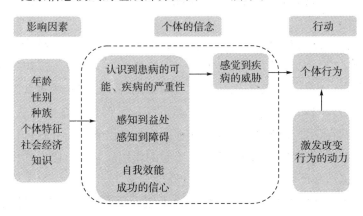

图 8－1　健康信念模式的组成部分

　　资料来源：傅华，施榕，张竞超，等．健康教育学［M］．北京：人民卫生出版社，2017。

健康信念模式及其扩展模式已广泛运用于临床、护理的干预，在实践中也较多用于健康行为干预。

（2）健康信念模式应用的注意事项：健康信念模式建议进行高危行为的个体干预，在让人们承诺改变这些危险行为之前，首先需要让他们感知到易感性，这是不可缺少的。并且，对于不相信自己面临危险的人们来说，一项行动的益处和危险是不相关的。

例如，我们对妇女提问时，问"如果你和老公在性行为中不使用安全套，那么你感染艾滋病的可能性有多大"相比简单地问"你感染艾滋病的可能性有多大"会更有效。在进行健康教育时，对方对于安全套的使用通常会考虑如下问题：

1）感知到易感性："不用安全套，我会不会得艾滋病？"

2）感知到严重性："如果得了艾滋病，会不会严重影响我的健康、生活，或者和别人的关系？"

3）感知到益处和障碍："使用安全套，会不会带来什么好处，或者会有什么坏处？"

4）自我效能："我能不能保证每次都用安全套，能不能说服老公用安全套？"

让对方感知到易感性是前提，如果感知不到自己有感染艾滋病的风险，那么对方可能会倾向于认为严重性、益处、障碍等即使存在，也与自己没有关系。一些调查发现，很多接受过艾滋病教育的人都知道艾滋病是一种严重的疾病，但绝大多数人认为，自己没有感染艾滋病的风险，这种疾病与自己无关，在这种情况下，对感知到严重性的宣传教育所起的作用就非常有限。在感知到易感性和严重性后，感知到障碍也常常是影响行为的重要原因。正如某些妇女，尽管她们知道不用安全套可能会得艾滋病，但是"主动提出用安全套，老公会不高兴""安全套会影响生娃"等诸多观念成为使用安全套的障碍。自我效能这一项在男性和女性之间也同样存在差异，因为某些地区往往有"男人说了算"的观念。健康教育就是通过各种方式清除这些障碍，以达到促进安全性行为、保护健康的目的。

3. 阶段变化理论

（1）理论简介与框架结构：阶段变化理论（TTM）是针对行为变化的不同阶段而提出的。上面所提到的健康信念模式主要是从行为诱发因素的角度来探讨影响人们行为变化的原因；而阶段变化理论是从一个动态的过程来描述人们的行为变化，强调根据个人和群体的需求来确定健康促进策略的重要性。

阶段变化理论的核心概念包括变化阶段、变化过程、决策平衡、自我效能。阶段变化理论的概念、结构及解释见表8-1。

表8-1　阶段变化理论的概念、结构及解释

概念	结构	解释
变化阶段	无意向期	在接下来的6个月里没有采取行动的打算
	意向期	在接下来的6个月里有采取行动的打算
	准备期	打算在接下来的30天里改变行为并已经有所行动
	行动期	在少于6个月的时间里做出外在的行为改变
	维持期	在超过6个月的时间里做出外在的行为改变

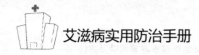

续表8-1

概念	结构	解释
变化过程	提高认识	发现和了解支持健康行为变化的新的事实、观念及提示
	情感唤起	经历危害健康行为可能引发的负面情绪（恐惧、焦虑、担忧），并学习和释放
	自我再评价	意识到行为改变是个体身份认同的重要组成部分
	环境再评价	意识到不健康行为对周围环境的负面影响
	自我解放	坚定地做出改变行为的承诺
	求助关系	为健康行为改变寻求和使用社会支持
	反思习惯	增强对不健康行为的认知，选择更健康的行为来替代
	强化管理	增加对健康行为的奖赏、对不健康行为的惩处
	刺激控制	消除诱发危害健康行为的因素或增强有利于健康行为的提醒
	社会解放	意识到有一个支持健康行为的社会环境的产生
决策平衡	益处	行为改变获得的益处
	弊端	行为改变的负面影响
自我效能	自信	对自己能够在不同的情境中采取健康行为的信心
	诱因	对不同情境中采取不利于健康行为的诱惑

资料来源：傅华，施榕，张竞超，等．健康教育学［M］.北京：人民卫生出版社，2017。

（2）阶段变化理论在艾滋病相关行为中的应用：这个理论解释了一个人如何下定决心采取行动及其怎么将决心转化为行动。

阶段变化理论示意图（以艾滋病检测为例）如图8-2所示。

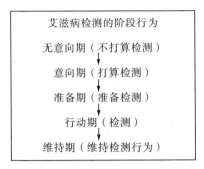

图 8-2 阶段变化理论示意图（以艾滋病检测为例）

通常电视、网络等媒体对于该理论的无意向期和意向期产生主要影响，在其后阶段产生较少的影响。艾滋病检测行为的阶段性转变影响因素见表 8-2。

表 8-2 艾滋病检测行为的阶段性转变影响因素

阶段转变	影响因素
无意向期向意向期	• 关于艾滋病危害和预防的媒体信息
意向期向准备期	• 关于艾滋病危害和预防的媒体信息 • 艾滋病信息交流 • 有风险行为经历
准备期向行动期	• 关于艾滋病危害的可能性、严重性的信念 • 关于自己容易感染艾滋病的信念 • 关于预防艾滋病有效也有困难的信念 • 其他人的检测行为和建议 • 感知到的社会规则 • 对艾滋病的恐惧和忧虑
行动期向维持期	• 检测需要花费的时间、精力和资源 • 具体的指导信息 • 检测的提醒

4. 社会认知理论

（1）理论简介与框架结构：一般认为，社会认知理论是以社会学习理论为基础发展起来的，它是重视人和环境相互作用的交互决定论。过去，绝大多数行为和社会理论的重点在于人、社会以及决定个体或群体行为的环境因素。而社会认知理论则认为人类行为是个体、行为、环境等因素相互作用而产生的。社会认知理论被应用到健康教育与健康促进的领域中，并重点提出五个概念：知识、自我效能、结果期望、目标形成与自我调控、社会结构因素。

1）知识：知识是行为改变的前提条件，主要包括内容型知识（如某项健康行为有哪些好处和不利之处）与程序型知识（如如何去建立并形成某种健康相关行为）。内容型知识主要用来改变人们对行为的观念与意识，如告知求询者通过艾滋病检测能够及时发现艾滋病，便于早治疗；程序型知识能够使人知道并养成健康行为习惯，如告知求询者在哪里可以进行检测。值得注意的是，虽然知识是行为改变的前提条件，但是光有知识是不够的，行为改变还需要信念、动机、技能等。

2）自我效能：自我效能是个体对自己实施某项行为的评估，也可以说是个体对实施某项行为的能力的感知。自我效能会影响个体的感觉、动机及思考，进而影响其行为的选择、付出多少努力、面临阻碍与困难时是否能坚持下去等，因此常被认为是预测人们是否实施某项行为的最重要因素之一。总体而言，自我效能具有以下几个特征。

A. 特异性：个体对某一个行为的自我效能水平并不代表他对另一个行为的自我效能水平。例如，某人对坚持体检和做艾滋病检测的自我效能可能高，但是对于性行为中坚持使用安全套的自我效能可能低。

B. 自我效能与感知有关：自我效能是一种感知，但未必能够真实反映实际情况。例如，一个人对艾滋病检测的自我效能低，有可能是因为他的文化程度比较低、不熟悉检测的步骤和目的、前往医院去检测的自主能力较差。因此，必须帮助个体改善对自身能力的感知。

C. 个体性与群体性：实际上，个体的自我效能很多时候会受到群体的影响，例如，在家中戒酒的自我效能比较高，但是外出聚餐时在大家的影响下戒酒的自我效能就会变低。所以，如何帮助个体在群体或者社会环境中保持较高水平的自我效能也是行为干预的重要任务。

D. 自我效能不等于行为能力：自我效能和行为能力是两个概念。行为能力是指一个人要完成某个行为，他必须知道做什么和怎么做。一般情况下，个体的自我效能是高于他的行为能力的，而实施某项行为的能力是由个体的行为能力决定的。因此健康干预同时提高自我效能和行为能力是非常重要的。

提高自我效能可以采用调整身心状态（如调整情绪）、劝说、示范或榜样教育等方式。

3）结果期望：社会认知理论认为，除了较高的自我效能，个体必须有一定的结果期望才能够有改变行为的意愿和努力。所谓结果期望，即个体对实施某项行为之后可能产生某个结果所形成的一种感知。这种结果期望既有正向的，也有负向的，是个人的感知，有一定的主观性。

4）目标形成与自我调控：社会认知理论认为，人类有"忍受短暂的负向结果，以便换来长期的正向结果"的能力，这反映了人类的理性和意志。从个人意志到目标完成需要很多因素，除了知识、技能与动机，还需要合理有效的目标形成与自我调控等。

5）社会结构因素：个体具有足够的自我效能和正向结果期望后就会努力达到目标，这些都是实施某项行为的影响因素，但只是涉及个体的个人因素而已，人们的生活环境也会促使或者限制他们实施该项行为，这涉及社会结构因素。

（2）社会认知理论的核心思想：三元交互决定论。

1）环境与行为的交互作用：环境对行为、行为对环境的作用。环境对行为的作用：社会文化习俗会影响人们的婚恋、生育、饮食等行为；行为对环境的作用：人们通过迁居，自主选择居住环境。

2）环境与个人的交互作用：环境对个人、个人对环境的作用。环境对个人的作用：一些医院或药店创造了免费领取安全套的环境，支持人们领取免费的安全套，一些人可能因为这个服务而去领取安全套；个人对环境的作用：某个社区群体认为艾滋病和糖尿病一样属于可以被医治的慢性病，那么这种意识和认知就形成这个社区针对艾滋病的社会文化环境。

3）个人与行为的交互作用：个人对行为、行为对个人的作用。个人的认知会支配和控制行为，行为会影响个人的感知。如使用安全套这一行为，如果有人使用了安全套却感觉不舒服，他下一次可能就不会选择这个行为。

5．社会网络与社会支持

社会网络指特定人群中人与人之间的联系，而且这种联系的特点可以影响社会成员的行为。社会网络的基本构成单位是人、人与人之间的联系以及人与人之间联系过程中传播的事物（情感、信息、物质、疾病等）。因此，社会网络可以从个体层面和群体层面两个角度分析。其功能主要包括：

（1）社会影响：指一个人的想法和行为受到社会网络中其他人的影响。

（2）伙伴关系：指一个人在社会网络中与其他人相互陪伴的关系。

（3）社会资本：通过社会网络关系建立的具有互惠和信任特性的资源。

（4）社会支持：社会网络建立的人与人之间的联系，通过社会网络获得的情感或物质支持。

社会支持是社会网络的一个重要功能，对健康行为有积极的促进作用。社会支持是指通过社会网络所建立的联系，成员间互相提供帮助和支持。社会支持包括情感支持、物质支持、信息支持、评价支持。

社会网络、社会支持和健康有直接的联系。一个人如果有良好的社会支持，即使有压力，这些支持也能促进健康。

社会网络、社会支持与个人资源（能力、自控力等）存在联系。例如，当社会网络成员之间有较强的呼应时，他们可以为彼此提供各种帮助，给予情感支持、物质支持或者评价支持，从而减少压力带来的不确定性和不安全感。

社会网络、社会支持与压力存在联系。当一个人有较多社会支持时，他暴露于压力的频率会降低；当他处于压力状态时，与社会成员的接触可能会减少，从而削弱或者失去原社会网络。

社会网络、社会支持与社区资源的联系，提示社区资源对社会网络的巩固作用。

个人资源、社区资源可以减少压力给个人带来的负面效应。

6. 创新扩散理论

（1）理论简介：创新扩散（DI）是指一项创新（新观念、新事物、新实践）经过一定的渠道，在一段时间后，逐渐被社会成员所了解和采纳的过程。健康教育中，新的知识、观点、行为能否在人群中扩散，扩散的方式、速度以及影响因素是健康教育工作能否达到目的的关键。创新扩散理论能够很好地阐述这一过程。创新扩散理论包括四个要素。

1）创新：如新观念、新事物、新实践，最重要的是个人或者单位感觉有新颖性，并且认为其优势大、相容性好、复杂性低。它需要有一定的价值。2018 年 6 月洛阳部分地区开启了用手机免费领取安全套的创新实践，即互联网与"药具发放服务"相结合，让大众感觉很方便，得到了大众的支持。

2）传播：创新扩散的传播可分为大众传播和人际传播。大众传播即通过报刊、电视、书籍、电影等进行高效快速的传播。它传播的是一种认知知识，首先可以通过大众传媒让大家知道新事物，例如，在人群中宣传艾滋病自检，让人们知道艾滋病自检的存在。人际传播则是两个或者多个个体面对面地交换信息的方式，是说服个人接受创新的一种方法，例如，王某的邻居向王某宣传艾滋病自检。此时，当创新的推动者与目标人群具有某些同质性（如相同的社会地位、经济地位、教育程度、价值观）时，创新更容易被目标人群采纳。

3）时间：创新扩散是一个过程，因此需要时间。采纳创新的时间早晚被用来衡量社会成员的创新性。

4）社会系统：一个社会系统是一组面临共同问题、有着同一目标、相互影响的单位，界定了创新扩散的范围。

（2）创新扩散的过程包括创新形成和创新决策。

1）创新形成：即创新从产生、发展到成型的全部活动和过程，是一个突破常规、产生新事物和新思想的活动过程。

2）创新决策：这个过程包括认知阶段（意识到创新的存在）、劝说阶段（劝说目标人群转变态度）、决策阶段（劝说后目标人群做出采纳或者拒绝该创新的决定）、实施阶段（初步采纳或尝试创新）、确认阶段（采纳的最终阶段，创新得以持续应用）。

以艾滋病自检的创新传播为例，可简单示范为下图（图 8-3）。

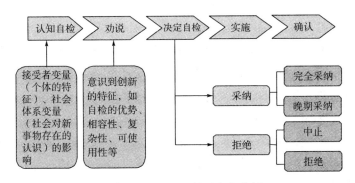

图 8-3　艾滋病自检的创新传播

（3）面对创新时的大众反应：对于新事物，大众的接受时间有早有晚，可以将目标人群分成五种类型：创新者（先驱者）、早期接受者、较早期接受者、较后期接受者、迟缓者。这几类人群的具体占比可以参考图 8-4。

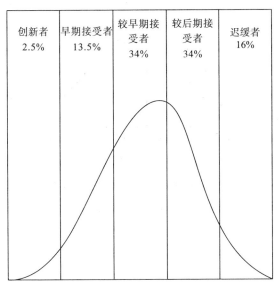

图 8-4　创新扩散人群的分类及占比

资料来源：傅华，施榕，张竞超，等 . 健康教育学 ［M］. 北京：人民卫生出版社，2017。

（4）创新扩散理论的 S 形曲线：根据创新过程中的时间因素以及面对创新具有不同反应的五类人群，我们可以画出相应的创新扩散曲线。将时间作为横坐标，相应时点的总采纳人数作为纵坐标，创新采纳的过程呈现为一条相对规则的 S 形曲线。

这个曲线一开始上升缓慢，这是因为一个新事物刚出现时，人们对它的接受程度通常比较低，当接受者达到某个临界值的时候，扩散速度就会加快，因此出现陡峭或起飞的趋势。社会系统内大部分人都在这一阶段接受了新事物。随后，扩散过程再次慢下来（图 8-5）。

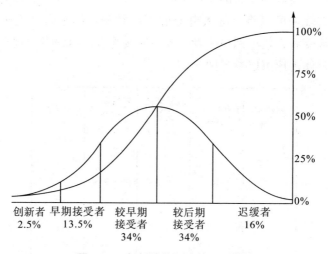

图 8-5　创新扩散理论的 S 形曲线

资料来源：傅华，施榕，张竞超，等 . 健康教育学 ［M］.北京：人民卫生出版社，2017。

7. 社会营销理论

社会营销是使用市场营销的原理和技术来影响目标受众，使他们为了个人、群体或者整个社会的利益而接受、拒绝、调整或者放弃某种行为。

社会营销的主体有政府、非营利性组织、企业等。它的构成要素如下。

（1）产品：有形产品（如以预防艾滋病为目的的安全套）、服务（如定期体检）、理念、实践等。

（2）价格：为了得到产品付出的成本和代价。成本包括有形成本（如金钱）和无形成本（如时间、精力等）。

（3）地点（渠道）：产品、服务或者理念传达的方式或者途径、地点，如24小时营业的超市、娱乐场所等。

（4）促销：指通过各种传播手段或者渠道，促使产品、理念等被消费者接受。

（五）艾滋病宣传教育

1. 艾滋病宣传教育的常用方式

社会认知理论、阶段变化理论等理论均强调了知识是行为改变的前提。健康教育工作者如何将知识传播给大众依然是一个值得考虑的问题。

健康教育工作者可通过多种方式或者渠道将艾滋病信息传播给目标人群。健康教育形式主要包括大众传媒（电视、电影、广播）、材料宣传（墙体宣传画、黑板报、宣传栏、宣传册、宣传单）、面对面宣传（入户讲解、讲座、同伴教育）和文艺宣传（文艺晚会、花会）等。但是，不能简单认为健康教育就只是通过电视、广播做宣传，或者发放一些宣传材料和墙头贴宣传画，或者在村头村尾制作一些宣传栏。虽然这些宣传都是必不可少的，但宣传还需要注意针对目标人群的需求，内容和形式要适合目标人群的文化和生活环境等，从而使目标人群易于接受、乐于

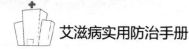

接受，让艾滋病健康教育获得最佳效果。

（1）充分利用大众媒体开展艾滋病知识的宣传工作：大众媒体覆盖面广、普及各类人群，可以利用线上讲座、知识问答、播放电影及宣传片、展板宣传、发放资料、编排防治知识的文艺节目演出等方式进行健康教育。如医务工作者对艾滋病、性病等知识进行普及，除了口授，还可以在医院候诊区、皮肤性病门诊等场所播放科普类宣传视频；乡镇卫生院除了设立固定的艾滋病防治宣传栏，还可以组织健康教育，通过宣传片科普艾滋病知识；婚检产检门诊医生除了要对服务对象开展预防艾滋病母婴传播的口头宣传，还可以通过表演文艺节目的形式表达母婴阻断的重要性。利用宣传片、文艺节目等进行艾滋病知识宣传的方式值得推广。音乐电视《爱你的人》《同行》，公益广告《教育的权利》《温暖的家》，动画片《今天的珍惜，明天的希望》，纪录片《艾滋病启示录》《携手同行，共抗艾滋》，电影《颍州的孩子》《最爱》，报纸上的"艾滋病防治知识有奖征答"等，都是利用大众媒体开展艾滋病知识宣传、健康教育的范例。

（2）制作和选用艾滋病知识材料进行人群宣传：常用的知识宣传材料包括标语、黑板报、宣传栏、宣传册、宣传单等。这类宣传通俗易懂，具有实用性。例如，在乡镇卫生院的宣传栏上可以简单介绍艾滋病，宣传艾滋病的传播途径和安全套的使用方法等。需要注意的是，在使用这一类宣传方式时，要有足够的吸引力吸引宣传对象关注宣传材料上的知识，并且这些知识是他们可以充分理解的（基于当地语言、风俗、文化）、在生活中是值得关注和可以应用的，因此对宣传材料的版面和内容设计的趣味性、实用性要求较高。

表 8-3 为艾滋病防治常用的宣传语。

表8-3 艾滋病防治常用的宣传语

内容	适用人群
艾滋病危害大，人人都要重视它	大众人群
艾滋病危害大，害人害己害全家	大众人群
离开家乡去打工，预防艾滋病在心中	农民工
上班要戴安全帽，下班要戴安全套	农民工/建筑工
开车要系安全带，快乐要用安全套	驾驶员
要生健康娃，先把艾滋查	青壮年
我们的敌人是病毒不是病人	大众人群
关怀艾滋病患者，构建和谐社会	大众人群
幸福套，快乐套，戴套是爱的表现	夫妻

（3）采用互联网进行宣传。

在当前社会，随着网络技术的发展和智能手机的普及，充分发挥网络宣传作用，针对农村人口，特别是流动人口多、艾滋病感染率比较高的人群，采用多种方式的网络宣传能够取得事半功倍的效果。例如采用微信群、微信公众号、微信朋友圈等多种新媒体进行宣传。新媒体的社交软件具有人际交流的高时效性、消息推送的准确性等特点。因此，可以针对不同群体的消费理念、生活方式、交流习惯和渠道设计一些健康教育内容。

农村地区的人口文化程度相对城市较低，用网络推送艾滋病相关知识时最好采用图片和视频相结合的方式，以便于他们理解和激发兴趣。

采用网络平台推送信息，需要每周定时发布2或3条艾滋病相关知识，保持新鲜度和活跃度。

（4）面对面宣传：面对面宣传包括讲座、入户讲解、同伴教育等。对于人口比较分散的农村地区，较难开展集中讲座，可采

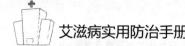

取入户讲解、同伴教育的方式。

同伴教育作为较成功的艾滋病预防干预方式之一，已经在美国等西方发达国家得到普及。中国的艾滋病同伴教育起步较晚，目前仍处在探索和推广应用的阶段。艾滋病同伴教育的开展首先需要培训同伴教育者，同伴教育者可以来源于目标人群，或者选择与目标人群具有某些相同之处并熟悉该群体的文化和思想的人。例如，我们可以从吸毒者或性工作者中选取小部分人，将他们培训为同伴教育者，教给他们艾滋病预防知识和安全套使用知识，由他们给身边其他的吸毒者或性工作者讲解这些知识。

当然，同伴教育者的选择不光是基于他们的相同身份，同伴教育者最好还应具备以下素质：①头脑灵活，有一定的应变能力；②有一定的组织能力，在同伴小群体中有影响力；③热情、有责任心并愿意为大家服务；④沟通表达能力强；⑤具备一定的文化素质。

同伴教育培训的内容主要包括性传播疾病和艾滋病知识、人际交流的技巧。同伴教育常采用的方式有讲座、讨论、问答、看影像资料等。培训者多为医药卫生领域、疾病预防控制领域的专家。值得注意的是，同伴教育者并不是"老师"，而是有影响力的同伴，同伴教育也不是课堂说教式的教育，而是陪同其他同伴一起探索解决问题的办法，在生活中进行知识的传播和互动。我们可以在给同伴教育者的培训中加入更多的心理咨询知识和技巧的训练，并使其能充分且灵活地运用到同伴教育中。

（5）文艺宣传：文艺宣传是一种充满趣味性的宣传方式，如文艺晚会、花会等。一些精彩的舞台剧紧紧围绕着艾滋病这一主题，表达艾滋病患者的生活状态和他们心理、健康、社交方面的需求。这种宣传方式受不同年龄、不同文化水平、不同职业人群的欢迎，是一种较好的宣传方式。《用爱防艾》《安安》《花儿与少年》等舞台剧在学生群体中公演，是较好的文艺宣传范例。艾滋病舞台剧的宣传方式也可以推广到其他群体当中。需要注意的是，文艺表演需要与艾滋病这一主题相结合，而不是单纯的歌舞表演。

（6）针对易感人群的健康教育：通常把容易感染 HIV 的人群称为易感人群，或者把有高危行为特征的人群称为易感人群。目前，艾滋病的易感人群主要是静脉注射吸毒者，多性伴及性工作者，男男同性性行为者，血友病患者，卖血、非法输血及输入其他血制品者，以及与以上人群有性关系者、单阳配偶、艾滋病妇女生下的婴儿等。

基本公共卫生服务规范要求：乡镇卫生院对易感人群开展行为干预，基层医疗机构需对所在辖区高危场所进行干预，至少每个月一次，尽可能确保覆盖所有性工作者和男男同性性行为者。

对易感人群开展健康教育，使得艾滋病干预工作更加有针对性。开展艾滋病健康教育需结合妇女联合会、红十字会等部门的工作。发放艾滋病防治相关知识的资料及健康教育处方。

（7）基于组织进行艾滋病教育：组织是有目的地组织起来以实现一个总体共同的或一系列目标的一群人。组织同样是一个综合的社会系统，通过各种投入或资源（如原料、资金、技术和劳动力）得到一定的产出（如产品、服务和利润）。它通常可以划分为更小的单位、团队或部门。

许多健康促进项目是在组织中开展的，例如学校提供性教育和预防药物滥用课程，工作站提供戒烟课程，诊所提供糖尿病管理课程和其他患者教育的课程，医院、疾病预防控制中心和卫生院提供艾滋病教育。

考虑到组织在日常生活中的重要性，我们通常将组织政策和组织体制作为健康促进干预的对象。例如健康教育工作者可能会鼓励各工作站的餐厅提供健康食品和自动贩卖机，或提倡学校延长体育课的时间。了解组织变革对于健康促进非常关键，因为组织会形成能促进或阻碍健康实践的政策和环境。

个体层面的行为变革集中在个体内在因素上，如知识、态度、信仰、动机、自我意识、过去的经验和技能等。个体会受到观念、行为、建议的影响，以及来自朋友、同事、导师和本组织环境（如工作站或学校）中有影响力的人的影响。特别是组织中的领导人物，有能力推动变革或抵制变革。因此，基于组织进行艾滋病干预是很有效的。

2.艾滋病宣传教育的注意事项

（1）以正面宣传为主，避免使用恐吓的宣传方式。虽然健康信念模式建议健康教育应该先让目标人群感知到易感性，但是，无论何时或对任何目标人群，正面宣传始终是艾滋病预防宣传的主要方式，最好能够尝试通过有趣的活动将要提供的信息有机整合。应避免消极、恐吓的宣传方式，这种宣传方式会使人们产生恐惧心理，却忽略了艾滋病是可以预防和治疗的，导致人们产生恐艾心理。另外，恐吓的信息还会让人们因为害怕不愿意再听下去，并因此拒绝和歧视 HIV/AIDS 患者。

如果公众将艾滋病视为洪水猛兽或妖魔，心存恐惧、迷茫，对艾滋病如何预防无所适从，对艾滋病是否可以治疗毫无了解，则会导致 HIV/AIDS 患者被疏远和敌视。这对于艾滋病干预工作和反歧视工作是十分不利的。

（2）关注边缘人群健康，勿贴上道德标签。医务工作者在对大众群体进行宣传教育时，大众群体当中难免会有边缘人群（如静脉注射吸毒者、男男同性恋者、性工作者）。在提及边缘人群的艾滋病预防时或者面对边缘人群时，医务工作者不应该将带有歧视意味的价值观表达出来，甚至去批判和指责这类人群。医务工作者应该从边缘人群的健康状况出发，告知这些人群为什么有感染艾滋病的风险以及这些人群应如何保护好自己。例如，静脉注射吸毒者不应与他人共用针管，有男男同性性行为者可以使用加厚的同志安全套以更好地保护自己等。

如果将艾滋病与"性乱""恶心"等词汇结合，开展批判说教式宣传，或将艾滋病与道德败坏、行为不检点及违法密切联系在一起进行宣传，会造成对边缘人群的歧视和社会耻辱，这将不利于社会稳定，也给艾滋病防治工作带来很大的难度。艾滋病防治不只是主流人群的责任，也不只是边缘人群的责任，只有共同努力、协商，才能尽可能遏制艾滋病的流行。宣传中，医务工作者应该态度平和，没有偏向，做到"零歧视"。无论你的道德观、价值取向是怎么样的，不能借助宣传把这种情绪传递给教育对象，要学会一视同仁。比如，不应该因为一个人是因为当"小姐"感染艾滋病，就在宣传时以她为反面教材，用"不洁身自好""不道德"等语句来开展艾滋病教育。

（3）询问、指导和建议时用语应明确，避免使用专业术语。医务工作者在给教育对象提建议时，应该指导明确，让对方充分理解。

例如，对教育对象讲"始终保持安全性行为"会使教育对象感到困惑。人们不清楚怎样的性行为才是"安全的"，所以应该说得具体，告知对方"每次性行为都需要使用安全套"。再如，告知教育对象进行"有保护的性行为"，"有保护"是一个让人产生疑惑的词，这时候应该采取最清楚直观的说法，如"性行为全程使用质量合格的安全套"。又如，一些教育对象知道避孕套，但可能并没有听过安全套，如果直接询问对方有没有用过安全套，对方可能并不清楚，此时可以试着询问对方是否用过避孕套。此外，一些医务工作者在建议教育对象使用安全套的时候，使用语言为"记得戴东西保护自己"或"性行为中记得用保护的东西"等，这一类模糊的用语很有可能让教育对象不清楚医生所指。

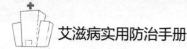

医务工作者在进行健康教育时，还应该避免使用专业术语，因为教育对象难以明白那些技术和科学性词汇的全部含义。要说服教育对象改变行为，就必须使用他们能够理解的语言。

（4）知识内容应该考虑教育对象的文化与知识水平、职业等。提供正确的信息不代表教育对象能够理解，太过专业化的信息会导致教育对象觉得枯燥和难以明白。提供的信息应该与教育对象的文化程度相匹配，这样才能便于教育对象理解和记忆。例如，在给教育对象讲解艾滋病知识的时候，不应该以艾滋病的致病机制为核心进行宣传，这对于教育对象而言过于专业，并且没有实用性，而应该以艾滋病的传播途径、艾滋病预防技能等为核心进行宣传，这样既便于教育对象理解，也更具有实用性。

此外，一些宣传教育活动的教育对象是农民工，但是却采用以学校为背景的学生艾滋病宣传视频。用这样不具备针对性的视频进行宣传取得的效果很差。

（5）把握好信息重点，不应在一次宣传中涉及过多的知识信息。进行宣传时，应该先选择主要的信息进行宣传，最好围绕一两个主题宣传。错误的案例：在同一场宣传教育中，宣传时不仅介绍了艾滋病是什么、如何预防艾滋病，还介绍了乙肝是什么、乙肝和艾滋病的抗病毒药物有哪些。在同一次宣传中讲了太多内容，知识水平不高的教育对象根本无法迅速理解和记住。

（6）避免宣传形式枯燥，同时不能重形式而轻内容。首先，应该尽量避免给教育对象提供不实用、枯燥的信息，如艾滋病病毒的致病机制、艾滋病病毒的结构等。这些知识对于教育对象而言无疑是枯燥的，并且对他们的健康行为的改变和维持并无多大作用。提供的知识信息很重要，但单纯的讲解难免会让教育对象感到枯燥乏味，因此需要改变健康教育的传播形式，线上讲座、知识问答、播放电影和宣传片、防治知识的文艺节目演出等都是可行的。需要注意的是，艾滋病健康教育的重点并不是教育形式多么丰富和出彩，而是将知识内容通过这些丰富有趣的形式传播给教育对象。因此，通过各种形式让教育对象了解到艾滋病知识内容才是最重要的。

3. 艾滋病宣传教育的策略及案例简介

（1）适当提出替代性建议。通常，社会认知理论认为在给予一定知识后，就需要考虑如何帮助人们建立某些健康知识相关行为的信心，但有时候，这种信心的培养不具备客观条件。比如，当教育对象承认有高危行为，同时觉得改变高危行为存在困难时，健康教育工作者应该提出替代性建议来解决这些问题。

案例1：有一位商业性服务提供者，她承认自己存在商业性行为，但她告知医生自己可能无法避免商业性行为。医生应提出替代性建议，教会她安全套的使用知识。

（2）将健康教育内容与当地文化、个体与群体的价值观相结合。社会认知理论认为，自我效能有个体与群体的差异，个体自我效能可能因为当地群体的影响而削弱或增强。因此，设计健康教育内容时，需要考虑当地群体的特征，并且最好能结合当地文化和习俗、社会价值观进行内容设计。

案例2：有一个地区的居民很强调家庭责任，但是由于知识教育落后，他们不清楚不使用安全套有感染艾滋病的风险以及艾滋病对家庭的影响。于是，一位健康教育工作者采取了如下宣传方式。他给很多对夫妻灌输这样一种观念："男女朋友之间使用安全套体现出他对你负责和他很爱你，因为这样做，他就能保护你不得性传播疾病，如艾滋病。你看他多爱你啊！"相比仅仅从"戴了安全套能够避免性传播疾病，如艾滋病"角度进行宣传，这种宣传方式更能够触动教育对象。再如，在宣传减少性伴时，可以从"性伴越少，代表您对家庭的负责程度越高，因为多性伴

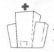

有可能会感染艾滋病，这样会给家庭带来多方面的打击"这方面来宣传。

（3）结合教育对象的需求、关注点、兴趣，强调行为改变后带来的好处。阶段变化理论最突出的特点是强调根据个人和群体的需求、关注点来确定健康促进策略。健康教育工作者应该通过沟通和交流，判断教育对象主要的关注点，根据他们的关注点和兴趣，将健康教育内容与他们的文化和价值观相结合，从而有效地促进其行为改变。

此外，健康信念模式认为个体感知到行为改变后的益处会影响行为的发生。在了解到对方的兴趣和关注点后，艾滋病宣传中可以强调改变行为后可能带来的好处，多采用具体实例，避免枯燥的理论说教。

案例3：有一位感染了艾滋病的母亲，她很爱她的孩子，但她总是无法做到定期服用抗病毒药物。医生劝她说坚持吃药可以活得更久，她不以为意。于是，有一位医生在分析了她的情况后，告知她："您服用了这个药物就可以和正常人一样活着，那么您可以看到您小孩长大，看到您小孩结婚，这也是另一种幸福。"基于这个理念，目标对象如果是有孩子的父母，那么他/她就会为了孩子而坚持吃药。这比只宣传"吃药可以让你活得更久"这一信息效果更好。

（4）强调社会支持与家庭关怀，重视家庭健康教育。社会网络与社会支持理论认为，较好的社会支持能够减少教育对象的压力暴露，并使其获得更高水平的自我效能。因此，健康教育工作者应该强调其他人（如家庭成员、朋友、老板等）或其他部门对教育对象的关心，增加教育对象的存在感和信心，促进其行为改变。

案例4：小李和小王均为艾滋病感染者。小李的家人在小李感染艾滋病后，对其无微不至，在家人的支持与鼓励下，小李在整整两年的时间里从未漏服药物；而小王的妻子因为艾滋病早逝，他本人也被发现感染了艾滋病，他与父母隔绝，住到了一个单独的屋子里，出于无助和对艾滋病的恐惧，他没能很好地坚持服药。后来，社区与心理咨询服务站主动找到了小王的父母，给他们讲解了艾滋病的基本知识以及家庭支持的重要性。小王的父母主动找到了小王将他接回家住。在父母的关心与鼓励下，小王的服药依从性有所提高。

（5）给安全套一个美好的寄寓。我们在宣传安全套的时候可以考虑给安全套取一个名字叫作"幸福套""快乐套"。安全套与"幸福""快乐"结合后，有了福祉的意味。也就是说，在性生活中戴这个"套"就是幸福、快乐的，能让你健康，也能让你有福祉。这样一来，即使一些教育对象觉得安全套戴起来不舒服，但为了福祉，他们还是愿意使用它。

案例5：对安全套的介绍，可以借用讲故事的方法，突出安全套的历史。它是一种神圣的皮肤，它已经植根于人们的生活、爱情，并和历史上一些名人紧密联系在一起，比如莎士比亚、卡萨诺瓦、萧伯纳等。这些人都赞美采取保护措施的重要性。应该避免让教育对象认为安全套只是一种避孕、节育或不信任的象征，在家支内部，我们可以培训有说服力和信服力的人（如家支头人），让他们去与家支内的其他成员沟通，在家支内部宣传安全套的重要性。

（6）信息传播需有技巧。健康传播是一种将医学研究成果转化为大众健康知识，并通过各种传播技巧让大众改变健康相关态度和行为，降低患病率和死亡率，达到提高大众健康水平的目的的行为。健康传播也是健康教育与健康促进的策略与手段。将健康传播充分运用于艾滋病健康教育工作，将达到事半功倍的效果。正如一般性的健康传播，艾滋病的健康传播也有人际传播、群体与组织传播、大众传播等方式。传播中需要掌握一定的技巧。

1）人际传播技巧：人际传播主要是通过语言进行传播，具体而言有如下几个技巧。

• 说的技巧：语调平稳、语速适中、适当停顿，内容明确而重点突出。

• 倾听技巧：学会用"嗯、嗯"等词语表达对对方的理解和关注；即使环境嘈杂，聆听者也需要努力集中注意力聆听对方的说话；不轻易做出判断，也不急于做出回答，对于离题者或不善言辞者，可给予适当的引导。

• 提问技巧：如果需要对方回答是与否，可以采取封闭式提问，例如："您是不是没有检测?"对方通常回答"是"与"否"即可。

如果需要了解对方的病情、感受、状态等，可以采取开放式提问，例如："您知道艾滋病通过哪些途径传播吗?""您最近性生活中使用安全套了吗?"这样，对方可以更加充分地描述自己的情况。对于更深层的原因，可以用探索性提问，也就是再问一次"为什么"，如"您为什么不坚持使用安全套呢？是不是有什么阻碍?"

我们要尽量避免偏向式提问，例如："您应该知道安全套可以预防艾滋病吧?"对方即使没有听懂，通常也会以点头或者"嗯"来回复。因此，在了解对方情况的时候，提问不应该带有偏向性，可以询问对方"您知不知道性生活中怎么预防艾滋病?"

我们也要避免复合式提问，即在一次问话中包括两个或两个以上的问题，如"您是不是坚持使用安全套并且坚持去做艾滋病检测呢?"使用安全套和做艾滋病检测是两类问题，是否坚持又是一类问题，此种问题容易让对方感到困惑，不知道如何作答。

2）群体、组织传播技巧：群体小组讨论为群体和组织传播的主要方式之一。

讨论主要由以下几部分组成。

• 主持人确定：在一位主持人的带领下（可以是有一定威望的人，如医生、村主任、家支头人等）。

• 明确要讨论的主题：这是在讨论之前就应该做的工作。在开展讨论之前，主持人及其团队需要拟订讨论提纲，如："性生活中可不可以不使用安全套？""家里老公说了算还是老婆说了算？"主持人需要对讨论提纲十分熟悉，使得讨论不脱离既定的目标和内容。

• 建立小组：小组成员需要选择一些有相同背景或者共同需求与兴趣的人，如外出打工的青年、新婚夫妇、母亲等。参加小组讨论的成员一般以 6~8 人为宜。

• 时间和地点的选择：方便舒适、不受干扰。

• 座位排列：围成圈，方便参与者面对面交流。

此外，主持人主持小组讨论有以下几点注意事项。

• 热情接待：可以拉家常，聊一些轻松的话题，让大家放松、熟悉彼此。

• 说好开场白：向大家说明讨论的目的和主题，主持人进行自我介绍。

• 建立关系：请小组成员进行自我介绍，使大家相互了解。

• 鼓励发言：一次提出一些开放式问题，大家积极发言，对于不积极者可以用点名、提问的方式。

• 打破僵局：对于不积极者，可以利用宣传材料（宣传画、录像片）等，然后针对宣传材料表达的主旨提出开放式问题，让大家轮流发言；也可以细化成更多小组让各小组分头议论，再集合起来向大组汇报。

• 控制局面：讨论中难免会遇到偏题的状况，主持人需要及时发现并提醒参与者，对于成员之间的争论，不要急于制止，等待每个人的意见都发表完后，对有争议的问题做个小总结，然后转向其他问题。个别积极者十分健谈，主持人要有礼貌地插话，说"你的想法很好，我们再听听别人的意见"，或者试着向其他人提问，改变对话方向。

- 结束讨论：主持人做个小结，对大家的参与表示感谢。

3）大众传播技巧：大众传播主要通过宣传材料和媒体进行，主要包括以下几个步骤：

- 选择或者制作宣传材料前应该分析受众的特征和需求。
- 选择宣传材料和制订计划，形成初稿。
- 进行预试验。
- 预试验有一定效果，考虑宣传材料的生产、发放和使用。

九、艾滋病防治相关实践

（一）安全套推广使用

1. 什么是安全套

早在公元前 2000 多年，安全套就出现在古埃及人的生活中。那个时候安全套被称作阴茎套，其功能并不是预防疾病和避孕。它被当作装饰品，是财富和地位的象征，男人一般将其挂在身上。

公元 1000 多年前，古埃及人开始用山羊、猪等动物的膀胱或盲肠来做安全套。从那个时候起，安全套被用来预防疾病和感染。15 世纪末，哥伦布发现了新大陆，同时水手也把梅毒从美洲带回了西班牙，梅毒在欧洲蔓延开来。法罗皮斯发明了一种用亚麻布套制成的安全套，并在 1100 名男性中进行了使用安全套的试验，他们中没有一人感染梅毒。公元 17 世纪，英国国王查理二世的御医 Condom 发明了男用保险套。它的原材料是小羊的盲肠，最佳产品的薄度可达 0.038mm（乳胶保险套一般为 0.030mm）。这在当时是一件轰动全球的大事。Condom 医生凭这项发明获得了爵位，英国也从中赚取大量外汇。后来人们又发现用鱼鳔和动物肠子制作的安全套使用起来更舒服，当时欧美广泛流行使用这种安全套预防疾病。

从 19 世纪开始，人们用乳胶等材料制成安全套。20 世纪 90 年代，安全套的材料有了最新进展，以单一聚亚胺酯为原料的安全套被生产出来。单一聚亚胺酯的韧性是乳胶的两倍，可制成更薄、更敏感的安全套。

小贴士

科学研究表明，正确使用安全套是目前预防性传播疾病简单、有效、低成本的方法之一。正确使用安全套可使感染艾滋病的概率降低 99.9%，感染淋病的概率降低 85%。

2. 安全套的正确使用方法

在使用安全套之前，需要检查安全套是否过期、包装是否完整，确保安全套在保质期内后，正确使用安全套的步骤如图 9−1 所示。

小贴士

不能用脂溶性润滑剂涂平安全套表面，否则容易导致破裂；每次使用 1 个安全套，不能同时戴 2 个及以上安全套。

从安全套包装边缘小心撕开，避免撕裂安全套。避免用剪刀一类的锐器，确保安全套不破裂。

阴茎勃起时戴上安全套。谨记在阴茎插入对方身体前戴上安全套，因为阴茎勃起前期所产生的分泌物可能含有精液，会引起怀孕和性传播疾病感染。

安全套内残留的空气可能会导致安全套破裂。为避免破裂，用拇指和食指轻轻挤出安全套前端储精囊内的空气，然后将安全套戴在勃起的阴茎上，确定安全套末端卷曲部分露在外侧。在挤压住安全套前端的同时，以一只手将安全套轻轻伸展包覆整个阴茎，确定安全套在性交过程中紧套于阴茎之上。如果安全套部分脱落，立即将其套回原位；若是安全套滑落掉出，立即将阴茎抽出，并在继续性交前戴上新的安全套。

射精后，在阴茎仍勃起时应立即以手按住安全套底部，在阴茎安全抽离后再将安全套脱下。避免阴茎与安全套接触到对方身体。每个安全套只能用一次，用过的安全套用纸巾包好放入垃圾箱内。

图9-1　正确使用安全套的步骤

3. 安全套的宣传策略

中国传统观念排斥性文化及与性文化有关的内容，导致安全套这种日常生活必需品处于避而不谈、谈而色变的灰色地带，这对于安全套的推广和使用是十分不利的。所以，在安全套推广过程中，让受众接受正确的观念是首要的目标。推广过程中可以将中国传统文化中对家庭的责任与对爱人的责任结合起来进行安全套宣传。

例如："关爱自己，（就是）关爱她！（对自己负责，就是对她负责）如果你爱自己，爱她，就应该戴上安全套。"这样的说法有利于打动目标人群，让目标人群接受，也有利于宣传安全套的使用。这种有责任感的、忠告式的诉求具有深度，必然给目标人群留下深刻而良好的印象。

同时，这不只是对男性的诉求，也是对女性自我保护、自我关爱的呼唤。言下之意，这类话给女性传达的深层意思就是："如果老公不使用安全套，就不是真正地爱我，就是对我不负责任。"因此，这样不光能够唤起男性的自我保护意识与责任感，也会使女性给自己的性伴施加压力。这一"唤起"过程才能改变男女朋友之间的性观念，从而改变行为。

对于艾滋病单阳家庭和 HIV/AIDS 患者，更应该灌输此观念，同时还应灌输恶意传播 HIV 是一种违法行为，将受到法律制裁的观念。

4. 安全套推广的目标群体

（1）HIV/AIDS 患者：该人群是艾滋病的传染源。应该对该人群进行健康教育，宣传安全套使用的必要性和正确的使用方法，这样才能有效地预防艾滋病在人群中的传播。

（2）在校学生：在校学生正处于懵懂的恋爱期，性观念和性行为都不够理性，而且这个阶段的人群对性、性健康都不够了解和重视，性行为过程中使用安全套的比例很低。

（3）农村未婚的社会青年：这类人大多在外打工，处于性活跃期，有临时性伴和固定性伴都是很普遍的现象。加上大多数 HIV/AIDS 患者文化程度较低，缺乏自我保护意识，安全套使用率也普遍较低。

（4）农村已婚男性：这类人群虽然临时性伴数较少，但是因为很多已婚夫妻都外出打工，夫妻长期分离，那么可能难以避免存在临时性行为。因此，在该人群中推广安全套也具有重要意义。

（5）女性性工作者：女性性工作者已经成为传播 HIV 的重要中介人群。她们对安全套的需求最大，使用也最为频繁。

（6）嫖客人群：嫖客人群隐蔽性强，与性工作者密切接触，同样需要推广安全套。

（7）单阳、双阳家庭：对于单阳家庭而言，推广安全套的意义在于保护感染者的配偶不被传染；对于双阳家庭而言，推广安全套的意义在于避免交叉感染和产生耐药。

（8）吸毒人群：无论吸毒人群是否有静脉注射吸毒行为，都需要在该人群中推广安全套的使用。

（9）男男同性性行为人群：男男同性性行为人群通常在城市，乡村较少。该人群隐蔽性较强，与 HIV/AIDS 患者发生一次无套性行为感染 HIV 的风险大大高于异性性行为，在该人群中推广安全套具有重要意义。

5. 安全套的社会营销

（1）社会营销的定义：社会营销是一种运用市场营销手段以达到社会公益目的，或者运用社会公益价值推广商业服务的方法。社会事件或公益主题一般是最吸引媒体和民众的东西，同时由于它们很容易引起大众关注，很多企业都把商业运营模式放到公共领域来开展营销活动，从而获得良好的效果。

简而言之，安全套的社会营销就是，利用社会营销的方法，把安全套当成一种产品推广出去，把使用安全套的人当成顾客，吸引他们使用安全套，把安全套的获得方式当成销售渠道，想用安全套的人从这些渠道"购买"安全套，即把商业推销的方法充分运用到安全套的推广中，获得好的安全套推广效果。

（2）社会营销的原则：社会营销作为一个健康促进策略，普遍而有效。它通常有五个原则：

1）注重行为：在大多数案例中，营销组织对产品是如何被使用的或者是否被使用漠不关心，只要这不会给将来的营销带来消极影响就可以了，营销组织只关心产品是否卖出去了。例如，一位顾客是喝掉啤酒还是把它倒到排水管都不重要，只要再买它

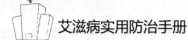

就行。但是，在社会营销中，产品的使用有更多的意义，因为使用这个产品给健康带来了利益，用于健康保护。因此，如果分发了数百万计的安全套，但是安全套的用途并非按设定的用来预防性传播疾病和避孕，那安全套营销活动就算不上成功。此外，对行为的关注与第二原则——顾客利益优先密不可分。

2）顾客利益优先：安全套的社会营销具有公益性质，它的项目关注顾客的利益而不是营销产品或营销组织的利益。不仅顾客可能会从商业广告和营销活动中受益，社会也能得到更多的利益。例如，安全套的社会营销首先关注安全套使用者的利益，安全套免费发放，虽然没有安全套组织从中获利，但是它让安全套使用者获得更好的性健康状态，这对社会来说是很好的。

3）保持市场视角：一些社会营销方法不只关注顾客是否使用，还关注整个市场。例如，在关注安全套预防艾滋病时，要考虑到将安全套作为产品来设计，这种设计必须要得到使用者的支持（用起来是否舒适、安全套味道怎么样）。

4）关注产品、价格、渠道和促销四要素。

• 产品：营销者与其认为产品是物质性物体（如抗逆转录病毒药物、保健产品、安全套），不如认为它们是利益产品。为了确认该产品给顾客提供了重要的利益，社会营销者需要展开调查，了解如何使当前顾客群一个新的或者可以选择的行为变得更加积极或者更加有价值。比如，让一些使用安全套的人一起讨论如何让安全套显得更加有可用性或者更加有价值。安全套不仅可以用来预防艾滋病，外形看着也还可以，而且还有各种味道可供选择。如果这些顾客需求都能满足，那么，安全套的价值就更高了。

• 价格：价格指与被提供的产品相关的已知的花费或阻碍，价格不一定是物质（货币）上的花费，也可以是社会的或心理上的。例如，保持一个低脂饮食的花费会比正常饮食的花费高吗？

去进行体育锻炼会占用与家人、朋友相处的时间吗？尝试降低酒类消费会导致更大的工作压力吗？去卫生院拿安全套会走很远的路，花很长时间吗？顾客如果把别的事情看得比营销者推荐的产品更重要，并且觉得这个产品是"贵"的（价格贵、耽误时间等），那么他决定购买这个产品或者采取这个行为时就会更加犹豫或者谨慎。

• 渠道：渠道指顾客在哪里接触到产品信息，就在哪里自愿购买。例如，安全套作为产品的推销渠道有卫生院发放、卫生院自取、网络购买等。推销渠道必须使顾客的购买便利性最大化（如找到和获取产品所花费的时间和努力最少）。必须有意安排产品、服务在顾客经常光顾、方便经销商的地方，使其与其他产品或服务相比获得的关注和支持更大。例如，避孕套自动售货机放在夜店卫生间和加油站。

• 促销：促销主要是对沟通信息而言，使得提供的信息的形式和内容被更好地接受。例如，一个人怕检测被别人发现，那么动员他检测时强调检测是保密的，就要比强调检测免费更好。

5）受众细分：不同群体需要不同的策略，因为他们针对一个产品可能会侧重不同的利益，考虑价格进行不同的优先排序，寻找并获得产品信息，或对某些信息策略进行更积极的回应。例如，思考一个侧重减少青少年怀孕的青春期生殖健康活动，青少年本身是一个代表不同社会经济、文化、地理和消费心态的不同年龄组的多样性群体。在14～18周岁群体中，有些人在性方面积极，有些人不积极，这表明满足不同的需求，需要不同的产品和推销策略。有些人会争论说禁止性行为的信息适合所有青少年；然而对那些已经对性十分积极的青少年，使用避孕措施的教育十分必要，对那些对性不是十分积极的青少年来说，继续教育禁止性行为是正确的。因此，一个针对青少年预防怀孕的群体策略，基于性活动的现状，可能对对性十分积极者侧重安全套的使用，而对对性不积极者侧重推迟性行为。再如，对于有性生活的艾滋病单阳家庭而言，继续宣传 HIV 的传播途径（包括性传播）显然不是侧重点，我们应该侧重该家庭的性生活情况，包括安全套使用情况，进行有策略、有重点的安全套使用推广。

（3）社会营销案例：美国红丝带艾滋病检测案例分析。

红丝带艾滋病检测是红丝带问询调查组织实施的一个长达 4 年的 HIV 检测项目。它的最终目的是减少巴尔的摩地区 HIV 的感染率。在那里，25～44 岁的非裔美洲人患病率极高。疾病预防控制中心估计，在美国至少有 25％的 HIV 携带者不知道他们自身的感染状况。

• 关注行为：红丝带问询调查组织的目标是通过营造一个能提供支持的环境，提高关注意识，来鼓励潜在危险人群去寻求帮助，同时号召产妇看护人鼓励其看护对象进行 HIV 检测。

• 关注消费者利益：虽然总体来说 HIV 检测会使公众健康受益，但该计划首要关注个体利益，通过"要想活得长、活得健康，就先去检测、去治疗"这一标语促使个体去了解自身是否感染 HIV。对那些被检测出来为阴性的孕妇而言，她们将收获其婴儿不被传染 HIV 这一好处。而对被检测出来为阳性的孕妇而言，她们得到的利益包括尽快采取措施降低母婴传播的概率，同时增加孕妇自身存活的概率，这样她就有机会活下来去照顾她的小孩。对男性来说，受益内容包括获得相关治疗以增强生命力，重新获得正常生活。

• 关注 4 个要素。

产品：正如所有的好的社会市场项目一般，红丝带问询调查组织的主要产品是行为和利益。进行 HIV 检测能给获得治疗的 HIV 携带者继续生活下去的动力；同时，还存在着其他的相关活动，比如拨打艾滋病咨询热线、与健康工作者交谈、与家人或朋友进行公开坦诚的交流。该测试可使大众增加对测试和治疗情况的了解。

渠道：热线、推广活动。艾滋病测试中心给客户提供接触测试服务和获取测试信息的方法。相关机构可以组织社区推广活动，如健康展会、给社区参与者提供检测机会的街区派对等。

价格：这一项目试图通过以下途径减少花费：促进器械检测和咨询、提高对检测和治疗的公共讨论的接受度、通过建立一个更有支持性的社会环境来减少有关艾滋病的耻辱感。

促销：汽车和地铁上的海报、户外广告牌，尤其是在 HIV 感染率高的地区播放的广播和电视广告。运动标语被设计来减少非裔美国人的焦虑和耻辱，这些焦虑和耻辱给检测和治疗带来障碍。针对没有意识到母婴传播率可以通过正确治疗而降低的孕妇，可以采用带有文字的图画，如"艾滋病是你不必传给宝宝的东西""我的宝宝很健康""我很高兴做了艾滋病测试""什么样的妈妈有可能传给宝宝艾滋病？有没有做过测试？"其他的广告直接针对可能对艾滋病检测产生怀疑或恐惧的非裔美国人。一个广告展示出一名篮球运动员，显示出"携带艾滋病 8 年，他仍能"的文字，表示感染并不意味着死亡的宣判。

•受众细分：项目共选定了三个主要的目标人群：育龄妇女、高危男性伴、产前护理者和服务者。

在做安全套使用技能培训的时候，需要考虑到目标人群的特征，分人群进行宣传干预。例如，MSM、妇女、单阳伴侣不应该集中在一起培训，即使是专门针对妇女的宣传教育，也需要考虑宣传人群的年龄、知识水平以及是否是孕妇等。

（二）清洁针具交换

药物滥用和成瘾是当前世界严重的公共卫生问题之一。迄今为止尚没有彻底戒断毒瘾的办法，避免吸毒者通过共用注射器传播 HIV 等就显得更加现实。因此，许多国家在吸毒者中间开展清洁针具交换、美沙酮维持治疗等。实践证明，避免吸毒者共用注射器、降低吸毒危险行为对于防止传播 HIV 具有很好的效果。

20 世纪 70 年代后期，荷兰首先开始针具交换，从而控制静脉注射吸毒者中乙型肝炎的流行。艾滋病出现后，针具交换被西方国家广为应用。我国从 1999 年开始试点针具交换，2003 年启动艾滋病综合防治示范区工作，将针具交换作为综合防治措施之一。

针具交换就是指通过对吸毒者开展同伴教育、发放宣传材料和组织吸毒者培训等方式，在静脉注射吸毒人群中推广安全注射的观念，并保证一次性清洁注射器的供应，回收静脉注射吸毒者用过的注射器，以减少该人群中共用注射器的危险行为，从而控制 HIV 在吸毒人群中的传播流行以及向一般人群蔓延扩散的风险。

1. 对象

对象是吸毒者，包括注射吸毒者，即通过注射器静脉或肌内注射毒品的吸毒者。吸毒人群感染艾滋病的主要原因是共用注射器。吸毒者在染上 HIV 后又可能通过性行为将 HIV 传播给其他人，尤其是近年来新型毒品的出现，使得吸毒人群吸食新型毒品后的多性伴行为增加，加剧了 HIV 传播。因此，对于吸毒者的干预，最重要的还是阻断共用针具、减少使用新型毒品后发生性乱。

2. 针具交换策略

（1）卫生工作人员培训：对所有从事干预活动的卫生工作人员都进行艾滋病预防知识、行为和心理咨询服务知识、安全注射知识、意外伤害急救知识、毒品知识的培训。

（2）采用多种方式接近吸毒人群：通过戒毒机构（劳教所、强制戒毒所等）中的吸毒者介绍，让在吸毒人群中有影响力的人介绍其他吸毒者，通过当地公安部门或社区介绍吸毒者。

（3）掌握与吸毒人群接触的方式：吸毒人群属特殊人群，与其接触存在一定的风险。在最初开展干预工作时，应注意工作方式。①工作早期不能一个人单独行动；②在与吸毒者接触时，必须有男性工作人员，不能都是女性；③不要带太多的现金以及贵重物品；④穿着要朴素，建议穿轻便鞋；⑤不要在天黑后去找吸毒者；⑥在没有熟人引荐的情况下，不要贸然要求吸毒者参加针具交换；⑦不要轻易相信吸毒者，也不能轻易对他们做出承诺；⑧工作人员不能接受或购买吸毒者的任何物品。

（4）针具交换健康教育策略可以采取多种方式：

1）与公安部门联合，使其在执行公务时，对针具交换工作给予支持；公安部门为卫生部门提供吸毒者的相关信息；公安部门配合卫生部门在戒毒所进行宣传教育工作。

2）招募同伴教育者，进行针具交换的健康教育。同伴教育者素质的好坏、能力的高低直接关系到项目工作的成败。

同伴教育者应该是吸毒人群中的一员，熟悉本地吸毒者的状况；在吸毒人群中有一定的威望和影响力；口齿清楚，有较好的语言表达能力；有一定的文化水平，培训后能掌握基本的性传播疾病防治信息和人际交流技巧；具有一定的约束能力、组织协调能力、社会交往能力和知识传播能力。

对同伴教育者的管理：订协议书，明确工作任务，最好是细化任务，加强可操作性；定期召开例会，了解工作进展，及时发现问题并解决；实现商定报酬及付费，业绩与报酬挂钩；制定考核标准，加强日常考核；为保护同伴教育者，在明确约定其不得从事贩毒、违法活动的同时，与公安部门协商，统一配发工作证和针具回收箱包。

（三）美沙酮维持治疗

1. 美沙酮简介

盐酸美沙酮（简称美沙酮）为 μ 阿片受体激动剂，属于阿片类药物。常见的阿片类药物有吗啡、海洛因、美沙酮、丁丙诺啡、哌替啶和芬太尼等，均具有镇痛、镇静、改变心境（如欣快）、镇咳及呼吸抑制等作用。美沙酮与其他麻醉药品一样，在有资格的医疗机构由机构医生开处方用于治疗，属于治疗药物；但当其流入黑市，用于非治疗目的（如娱乐用药、获得快感等）时，则属于毒品。

美沙酮主要用于代替吗啡镇痛，它与吗啡相比，具有作用时间较长、不易产生耐受性、药物依赖性低的特点。20 世纪 40 年代末，美沙酮被发现可有效地控制海洛因依赖的戒断症状，并于 50 年代开始被广泛用于阿片类药物成瘾的脱毒治疗。美国食品药品管理局于 1972 年将美沙酮用于阿片类药物成瘾的治疗，并取得了一定的效果。我国在 20 世纪 60 年代末和 70 年代初生产和使用过美沙酮，当时主要是用作镇痛药物。2003 年 2 月，我国卫生部（现更名为国家卫生健康委员会）、公安部和国家食品药品监督管理局（现更名为国家食品药品监督管理总局）联合下发了《关于印发〈海洛因成瘾者社区药物维持治疗试点工作暂行方案〉的通知》，之后美沙酮替代治疗在国内迅速推广，在海洛因成瘾者的行为矫正、艾滋病的控制等方面取得了很好的效果。近年来，基于对阿片类药物成瘾机制认识的深入和艾滋病、丙型肝炎等传染性疾病的威胁，世界范围内应用美沙酮维持治疗的国家越来越多。

2. 阿片类药物依赖及诊断标准

阿片类药物依赖，指长期和反复使用阿片类药物后出现的药效下降或者药物作用维持时间缩短的情况。出现阿片类药物依赖后，通常必须增加剂量才能获得原效果，若停药就会出现相应戒断症状，对个体的社会功能也会造成一定的损害。

根据国家卫生部2009年印发的《阿片类药物依赖诊断治疗指导原则》，阿片类药物依赖的诊断可参考以下几点：

（1）临床表现。

1）戒断症状：滥用阿片类药物的种类、剂量、时间、途径、停药速度不同，戒断症状的严重程度也不同。短效药物如吗啡一般在停药后8~12小时出现戒断症状，长效药物如美沙酮一般在停药后1~3天出现戒断症状。

典型的戒断症状分为两大类。①客观体征：如血压升高、脉搏加快、瞳孔扩大、震颤、腹泻、呕吐、失眠、体温升高等；②主观体征：如肌肉骨骼疼痛、腹痛、疲乏、不安、喷嚏、发冷、发热、渴求药物等。

2）中毒症状：滥用阿片类药物后，患者出现精神运动性抑制、言语不清、昏睡甚至昏迷；体征有针尖样瞳孔（深昏迷时可能由于缺氧导致瞳孔扩大）、呼吸抑制、肺水肿、心律失常等。

3）社会功能损害：患者存在不同程度的社会功能损害，表现为工作学习困难、逃学、不负责任等。

（2）诊断标准：参照国际疾病分类（ICD-10）里的阿片类药物诊断依赖标准，在以往12个月内发生或存在以下3项以上即可诊断为阿片类药物依赖：①有使用阿片类药物的强烈欲望及强迫性觅药行为；②对使用阿片类药物的开始、结束和剂量难以控制；③减少或者停止使用阿片类药物出现生理戒断症状；④对阿片类药物的耐受性增高，必须通过较大剂量才能获得原来较小剂量能够获得的感受；⑤因为滥用阿片类药物导致放弃其他活动或爱好，影响到家庭和社会关系；⑥不顾身体损坏和社会危害固执地滥用阿片类药物。

除参照以上诊断标准外，诊断时还应注意以下几点：

1）末次使用阿片类药物 72 小时内的尿毒品检测结果。

2）病史、滥用药物史及有无与之相关的躯体并发症如病毒性肝炎、结核等，还应注意有无精神障碍、人格障碍等心理社会功能的损害。

3）患者的一般情况、生命体征、意识状况、注射痕迹、皮肤瘢痕和感染等。

4）艾滋病、病毒性肝炎等传染病的检测结果。

3. 美沙酮维持治疗的定义、原理及目的

（1）定义、原理：美沙酮维持治疗（MMT）是指在美沙酮维持治疗门诊及相关部门的指导和管理下，通过长期限量给阿片类毒品成瘾者提供美沙酮，来抑制毒品成瘾者对阿片类毒品的渴求及依赖，同时通过躯体、心理治疗（包括就业咨询等社会支持服务）提高或恢复毒品成瘾者社会功能的一种治疗方法。

美沙酮维持治疗能补充成瘾者体内内源性阿片肽量的不足，治疗结合社会支持服务，使成瘾者恢复正常的生理及心理功能，像正常人一样生活。它不同于非替代类的"脱毒治疗"，属于一种替代治疗方法。

（2）目的：美沙酮维持治疗能帮助毒品成瘾者达到减少阿片类毒品的使用、降低犯罪行为、减少滥用药物和共用针具行为的目的，从而改善其家庭功能和社会功能。

4. 美沙酮维持治疗的益处、不良反应、特点

（1）益处：①减少阿片类毒品的使用，降低渴求感，减少滥

用药物行为；②减少吸毒带来的疾病与死亡；③减少违法犯罪行为；④减少共用注射针具；⑤降低 HIV 的感染率；⑥恢复和改善成瘾者的职业功能、家庭功能、社会功能，如提高社会生产力、与家人关系改善、提高就业率；⑦为心理治疗、行为治疗等综合治疗提供机会。

（2）不良反应：与吗啡类似，但相对较轻。①中枢神经系统不良反应：头痛、眩晕、嗜睡、欣快（过量时）；②消化系统不良反应：口干、恶心、出汗、便秘；③心血管系统不良反应：心律减慢、慢性心律失常和直立性低血压；④生殖系统不良反应：性欲下降、月经不调、勃起障碍及早泄；⑤泌尿系统不良反应：少尿、排尿困难；⑥对胎儿和新生儿的影响：导致死胎、早产及未成熟新生儿，新生儿呼吸抑制，出生后和断奶后即出现戒断症状；⑦对儿童的影响：部分儿童学龄期出现注意力不集中、学习能力低下和情绪控制障碍；⑧变态反应：皮疹、荨麻疹、支气管哮喘；⑨急性中毒：特征性的表现为昏迷、针尖样瞳孔、呼吸 2~4 次/分钟和潮式呼吸。

（3）特点：①口服方便、安全有效、不良反应小；②作用时间为 24~36 小时；③服药后患者可以正常学习和工作，保持正常的生理功能和心理功能；④价格相对低廉，成本低；⑤耐药性相对稳定。

5.美沙酮维持治疗门诊的建立与管理

（1）门诊申报流程：我国美沙酮维持治疗门诊的建立依托医疗卫生机构。由拟承担维持治疗工作的医疗机构向辖区本级（市级或县区级）卫生行政部门提出书面申请，经由当地维持治疗工作组同意，并报当地政府签署意见后逐渐上报至省级工作组，初审合格后再上报至国家级工作组审核。

（2）开展门诊工作的基本条件。

1）选址：交通便利、就医方便、吸毒人员相对集中。此外，所选地址应该远离政府机关、学校、托幼机构及其他人群密集的公众场所。

2）人员与功能设施：申请开展维持治疗工作的医疗机构，必须有具备精神卫生专业或者戒毒治疗工作经验、从事艾滋病咨询的负责人，具备麻醉药物处方权的医师，以及相关药剂人员、咨询人员、护理人员、安保人员。一般情况下，每个维持治疗机构必须保证有 8 名及以上专职工作人员，工作时间内必须保证至少 4 名工作人员同时在岗。此外，门诊还需具有相应功能设施、设备，例如设有候诊室、咨询室、治疗室、资料室、服药室等，配备有病例柜、药品柜、宣传治疗架、器械柜等，具备常规体检工具、设备。

3）管理制度：需要有健全的管理制度，包括行政管理制度、医疗管理制度、治安管理制度、药物管理制度等。美沙酮属阿片类镇痛药，按麻醉药品管理。

6. 美沙酮维持治疗门诊的服务内容

美沙酮维持治疗是一个系统的综合治疗方法，不是单纯意义上的控制戒断症状。美沙酮维持治疗门诊通常通过门诊医生、同伴教育者、入组患者家属、志愿者等人员，提供综合服务。其服务主要包括以下几个方面：

（1）美沙酮替代维持。

（2）医疗及非医疗个案管理、综合评价及监测。

（3）心理咨询和行为指导服务。

（4）相关疾病的转介及治疗。

（5）为脱失者提供针具交换。

（6）开展艾滋病性病健康教育。

7. 患者入组美沙酮维持治疗门诊

（1）患者入组美沙酮维持治疗门诊的流程。

1）宣传：通过同伴教育者进行一对一动员宣传，让吸毒者了解国家的美沙酮维持治疗政策、美沙酮维持治疗的好处与坏处。此外，还可以考虑对吸毒者家属进行宣传，获得家属的支持。

2）咨询与支持：开展咨询与支持服务，树立参与治疗的信心。

3）申请与审批：满足申请条件的申请者填写个人申请表。

4）签署知情同意书：基于自愿，并由机构核准，发放统一制作的社区药物维持治疗卡。

5）体检与实验室检测：进行体检，某些疾病患者不宜接受美沙酮维持治疗。

6）进行美沙酮维持治疗：患者入组治疗。

7）接受门诊综合服务：接受门诊及相关人员提供的综合服务，遵守门诊的规章制度。

（2）患者入组美沙酮维持治疗门诊的条件。

1）经过多次戒毒治疗仍不能戒断毒瘾的滥用阿片类物质成瘾者。

2）年龄在 20 周岁以上。对于感染艾滋病病毒的滥用阿片类物质成瘾者，可以不要求本条件。

3）维持治疗机构所在县（市、区）居民或在本地居住 6 个月以上且具有当地暂住证的外地户籍居民。

4）具有完全民事行为能力。

此外，有以下情况之一者，不能或暂时不宜接受美沙酮维持治疗：美沙酮过敏史、支气管哮喘史、急性肝炎或慢性肝炎活动期、传染期肺结核、有严重精神疾病、因其他疾病住院治疗期间。

（3）患者入组美沙酮维持治疗门诊的申请材料。

1）参加美沙酮维持治疗个人申请表。

2）经过强制戒毒或劳教戒毒治疗的滥用阿片类物质成瘾者，提供公安机关出具的强制戒毒证明或劳教戒毒证明，或者提供自愿戒毒机构出具的戒毒证明，或者提供其他相关证明材料（例如戒毒费用收据等）。

3）身份证、户口簿复印件或暂住证复印件。

4）2张1寸免冠照片。

5）如果是 HIV 感染者，提供其感染状况的相关证明。

（4）核准：曾接受强制戒毒或劳教戒毒的申请者由当地公安机关核准；未经过强制戒毒或劳教戒毒的申请者由维持治疗机构核准，并报省级公安机关禁毒部门备案。

8. 美沙酮维持治疗的原则

美沙酮维持治疗适用于阿片类药物成瘾者的脱毒治疗。但是美沙酮本身也能产生依赖性，因此应在严格管理的戒毒医疗机构中进行美沙酮维持治疗，并坚持给药原则和治疗原则。

（1）美沙酮维持治疗的给药原则：①给药前核定身份；②给药前核定剂量；③确保剂量安全；④确保药物没有被带走；⑤确保了解不正常情况；⑥确保对患者的了解。

此外，呼吸功能不全者和产妇分娩前后禁用药物，妊娠妇女、老年人、肝肾功能不全者慎用药物。

（2）美沙酮维持治疗的治疗原则：治疗时，应该根据滥用药物的种类、剂量、时间、途径以及既往戒毒治疗情况等确定药物依赖的严重程度，结合吸毒人员的个体情况来给予戒毒药物和治疗方法。症状轻者可以不服用戒毒药物，对症处理即可。

9. 美沙酮维持治疗的分期、时间、戒除条件

（1）分期。

1）引入期：指开始使用美沙酮并逐步调整剂量的时期，通常为15～30天。引入期可细分为引入早期、引入中期、引入晚期。引入期首次剂量一般为20～40mg/d，口服，原则上不超过60mg/d。

2）调整期：指由引入到维持稳定的过渡时期。首次给药后戒断症状控制不理想，可以酌情追加5～10mg，口服，以后每2或3日递增5～10mg，直到患者的戒断症状得到完全控制，主观感觉良好为止。如发现剂量过大，应再次确认患者药物依赖的程度及近期药物滥用的剂量并于第2日减量，减幅为首日剂量的30%～50%。

3）维持期：经过调整后，进入到剂量相对稳定的时期，可以为数月、数年甚至终生。

美沙酮维持治疗的分期及各分期目的见表9－1。

表9－1　美沙酮维持治疗的分期及各分期目的

分期		目的
引入期	引入早期	消除戒断症状
	引入中期	达到耐受水平，减少渴求感
	引入晚期	确定适合的剂量，躯体和情绪均感觉良好
调整期		调整剂量到稳定状态
维持期		维持稳定剂量，保持躯体和情绪的良好状态

（2）时间：待患者病情稳定、康复良好、家庭关系及社会适应良好后，可开始试行减药，递减程序根据个体情况制订，如每日递减前一日药量的20%，减至5～10mg/d时可以改为1～3日

减1mg。多数患者在10～20日内停药。但完全撤掉美沙酮的成功率不高，许多人脱离不了美沙酮，只得终生维持用药。

美沙酮维持治疗的时间是一个复杂的问题，一般认为，治疗时间尽可能长。只要患者可以从治疗中获益，只要他们愿意留下来治疗，只要能防止其重新吸毒，只要治疗中无明显不良反应，就应该在医生指导下尽可能长时间地使用美沙酮进行治疗。

（3）戒除条件：阿片类物质成瘾是一种慢性复发性脑疾病，长期使用毒品造成脑部不可逆性器质性损伤，故而成瘾治疗是一种长期而复杂的治疗，绝大部分人需要长期替代维持治疗。所以对于患者而言，如果参与到美沙酮维持治疗中，绝大部分人应当长期或者终身服用美沙酮。

但对于极少数患者来说，必须要具备一定条件，并在医生的指导下，可能完全戒除美沙酮：①患者有强烈的戒除美沙酮的意愿；②在最近1～2年的维持治疗中依从性好，能够一直保持尿检吗啡阴性；③患者有良好的社会/家庭支持系统；④患者身体和心理基本康复，已经回归主流社会。

小贴士

上述四项条件均是必备的，一般人很难达到，故需要慎重考虑。

10. 美沙酮维持治疗不良反应及过量中毒的处理

在使用较大剂量美沙酮时，可出现相应不良反应，如口干舌燥、恶心、呕吐、头晕、头痛、困倦乏力等。如出现不良反应，可减少美沙酮剂量并密切观察。

过量中毒表现为冷汗、严重头晕而坐卧不安、针尖样瞳孔、无力、嗜睡、血压下降、呼吸和心率减慢，严重者可出现呼吸困难与发绀。一旦发现过量中毒，应该立即停用美沙酮，密切观察患者的意识、瞳孔和呼吸情况，若出现阿片类中毒三联征（呼吸抑制、昏迷、针尖样瞳孔），应立即抢救。抢救措施包括：

（1）维持呼吸道畅通，吸氧，静脉输液维持水电解质平衡及一般支持疗法。

（2）快速给予阿片类受体拮抗剂纳洛酮 0.4mg，静脉注射，必要时 2~5 分钟内重复使用 2 或 3 次。

11. 美沙酮维持治疗的护理与观察

（1）根据病情定时巡视。

（2）严密观察治疗药物的起效过程与不良反应，及时处理。

（3）治疗期间应严格管理病房，防止患者再次滥用阿片类药物。

（4）治疗期间应鼓励患者进食，不应过早安排体育锻炼以减少体力消耗。

小贴士

等效剂量：1mg 美沙酮＝2mg 海洛因（纯）＝4mg 吗啡＝20mg 哌替啶（杜冷丁）。

（四）学校性健康与艾滋病教育

学校是学生群体学习的场所。中小学生具有三大特点：①处于旺盛的生长发育期；②生长的同时在接受教育；③集中生活在学校。学校对于艾滋病教育来说同样是一个十分重要的场所。医务工作者在对学生进行艾滋病教育的时候，需要根据学生的特征，有技巧、有策略地开展艾滋病知识宣传与生活技能培训。

世界卫生组织将生活技能定义为：一个人的心理社会能力，即一个人有效地处理日常生活中各种需要和挑战的能力，是个体保持良好心态，并且在与他人、社会和环境的相互关系中表现出适应和积极行为的能力。

从预防艾滋病的角度来说，具有一定的生活技能够有效预防高危行为，使人远离艾滋病。学生应具有识别风险的能力、协商的能力、拒绝的能力和求助的能力。

1. 识别风险的能力

（1）识别艾滋病相关危险行为的能力。学会识别风险是保护自己的前提，只有正确识别出自身所面临的风险，才能够主动选择适当而有效的方法来应对所面临的风险。

有可能导致 HIV 感染的风险行为包括饮酒、吸毒、无保护性行为、强奸、性虐待、卖淫等。

（2）识别毒品危害的能力。青少年是新型毒品的主要受害群体。青少年应具有识别毒品及其危害的能力。毒品分为传统毒品和新型毒品，后者又叫人工合成毒品或合成毒品。

传统毒品包括鸦片、海洛因、大麻等从植物中提取出来的毒品。新型毒品的滥用多发生在娱乐场所，因此新型毒品又称为"俱乐部毒品""休闲毒品""假日毒品"。新型毒品大多为片剂或粉末，吸食者多采用口服或鼻吸的方式，具有较强的隐蔽性。

1）新型毒品主要包括以下几种。

• 甲基苯丙胺（冰毒）：纯白结晶体，晶莹剔透，故称为冰毒。吸食后会使人产生强烈的生理兴奋，能大量消耗人的体力和降低免疫力，严重损害心脏、大脑甚至导致死亡。吸食成瘾者还会造成精神障碍，表现出妄想、好斗等。由于对人体的中枢神经系统具有极强的刺激作用，且毒性剧烈，冰毒的精神依赖性极强，其已成为目前国际上危害最大的毒品之一。麻谷的主要成分是甲基苯丙胺和咖啡因，是缅甸生产的"冰毒片"。

• 摇头丸：主要成分为苯丙胺类兴奋剂，具有兴奋和致幻双重作用。在药物的作用下，用药者的时间概念和认知出现混乱，表现出超乎寻常的活跃，整夜狂舞，不知疲劳。同时在幻觉作用下，人的行为失控，常常引发集体淫乱、自残与攻击行为，并可诱发精神分裂症及急性心脑疾病。

• 氯胺酮（K粉）：具有很强的依赖性，只要足量接触二、三次即可上瘾，是一种很危险的精神药品。服用后会产生意识与感觉的分离状态，导致神经中毒反应、幻觉和精神分裂症状，表现为头昏、精神错乱、过度兴奋、幻觉、运动功能障碍、抑郁以及出现怪异和危险行为等。氯胺酮对记忆和思维能力造成严重损害。

传统毒品与新型毒品对人的影响不同：传统毒品成瘾者一般在毒瘾发作前，为了获取毒资而出现盗窃、欺诈、抢劫、杀人等行为；新型毒品成瘾者一般在吸食后会出现幻觉、极度兴奋、抑郁等精神病症状，从而导致精神和行为失控造成暴力犯罪。

2）新型毒品具有以下几个重要特点。

• 名称极具欺骗性：如甲基苯丙胺、摇头丸、氯胺酮、安纳咖、苯甲酸钠等毒品，常使用的名称是"十字架""六神丸""黑芝麻""忽悠悠""海乐神""醋乐欣"等。

• 包装具有伪装性：新型毒品常用各种漂亮和诱人的图片进行包装，伪装成各种各样的品牌零食或饮品，吸引年轻人的注意力。

• 成瘾极具欺骗性：强调传统毒品的成瘾性，弱化新型毒品的成瘾性，是推销新型毒品惯用的欺骗手段。由于新型毒品种类繁多，并且不断合成新的毒品，因此某一种新型毒品成瘾性较传统毒品小，并不能说明所有新型毒品的成瘾性都小。有些毒品的作用时间短，吸食者容易感受到成瘾状态；而有些毒品的作用时间长，因此吸食者不太容易感受到成瘾状态。

• 危害极具欺骗性：新型毒品对身体的伤害比传统毒品更为严重、持久、广泛，对多个器官均造成损伤。最大的危害是导致药物性精神病，包括出现幻听、幻视等。

2. 协商的能力

协商的能力是指当意识到存在风险时，在平等、自愿、尊重、积极的原则下，向对方说明风险、交换意见、解决争议的能力。协商是当事双方在已经达成共识的前提下，讨论如何做某件事情，或如何采取某项行动，或附加一些条件。

虽然 HIV 感染相关的风险有饮酒、性病、毒品、无保护性行为、强奸、卖淫等，但并非所有风险的应对都适用协商。协商在强奸犯罪中成功率很低，而面对饮酒、毒品、无保护性行为，协商则是非常有效的措施。

小贴士

• 协商不是妥协。

• 协商时要了解对方的想法。

• 协商是让对方了解自己的想法和意图。

• 协商没有对与错。

• 协商强调是否同意。

• 协商是按自己的想法和意图解决争议。

成功协商需要一定条件，包括以下两点：

（1）保持友好的氛围。协商是双方之间的互动过程，每个人都是有感情、有尊严的，因此在协商中要充分尊重双方间达成的协议，要充分尊重对方的感情和尊严。协商是讨论如何做某件事情，而不是讨论做不做。因此在讨论如何做事情时和颜悦色、尊重对方，协商就容易成功。反之，如果采取不尊重、盛气凌人的态度，不仅协商会失败，还会影响到已经达成的共识。

与发生性关系的人（无论是否是男女朋友）需要保持友好的氛围去协商。协商的内容包括是否发生性行为、是否使用安全套等。

（2）放下身段。在与对方协商时，可以采取一些协商性的说辞，比如"能不能""可不可以"，以暂且退一步的方式和对方和平协商、周旋。放下身段不是一味忍让，例如，当对方完全不听从建议，始终不答应使用安全套，就要学会勇敢地说"不"。

3. 拒绝的能力

拒绝是一种必要的生活能力。拒绝的能力是指当你意识到存在风险时，采取坚决的态度和行为，表达出你的意愿和立场："不"。大多数 HIV 感染相关的风险都适合采取拒绝的方法。拒绝也是需要一定技巧的，要有效并安全地拒绝对方。

（1）要保持清醒的头脑，坚定自己的立场，对于违背自己意愿的要求应拒绝，不能妥协和让步。

（2）采用坚决而直接的短语，如"感谢你看得起我，但我现在不方便""对不起，我不能帮忙""对不起，这个肯定不行"。不要闪烁其词，如"感谢你看得起我，但我还没有想好""对不起，让我想想""我们得从将来的情况看看"。

（3）要给出一个合理的拒绝理由，不要刺激对方和激化冲突，让对方感受到你的坚定和真诚。

（4）在适当的时候采取报警或求助他人的方法保护自己。

（5）平时要练习并积累拒绝的方法。

小贴士

当面对以下三种情况时，应该如何拒绝别人？

• 你的男朋友邀请你到他家，你知道他的父母外出旅游不在家，如果你觉得不应和他两个人在屋里独处，你会怎样拒绝他？

• 你的朋友在聚会上说服你去喝酒，而你对酒是十分反感的，你会怎样拒绝他？

• 你的朋友邀请你明天和他的朋友一起露营，而你在后天有一个课程要考试，你对这场考试还没有复习好，你会怎样拒绝他？

拒绝技巧：

"这个提议很有意思，但我此时有太多事要做。"

"我上次做了，给我留下非常不好的体验和经历。"

"很抱歉，上次我就喝了一点点，结果头痛得要命。"

"我很想做这件事，但是……"

"喝这样的饮料，我从来不强迫自己，你为什么不去找×××试试？"

"我不会喝这样的饮料，但是我可以喝大杯的西瓜汁。"

"我身体不好，不能喝这样的饮料，喝西瓜汁可以让我感觉好些。"

4. 求助的能力

对于学生而言，求助的能力是指当他们面临感染 HIV 的风险时，明确知道需要什么样的帮助、从哪儿能获得帮助、如何获得帮助的能力。让学生主动说出他所面临的困难和问题，主动寻求机构、个人的服务和帮助。这是积极面对生活的表现，也是学生应当掌握的生活技能。

（1）获取安全套的能力：应掌握安全套获取和正确使用的基本常识，包括从哪里获得免费的安全套、何处可以购买安全套、如何正确使用。

小贴士

在卫生院、一些医院可以免费领取安全套，商场、超市、药店、网上等均可购买。

（2）主动寻求 HIV 检测的能力：应了解并知晓提供 HIV 检测的机构，如各级疾病预防控制中心、社会组织等均可提供 HIV 检测及艾滋病相关知识咨询服务。

（3）寻求帮助和自救的能力：当发生性侵、性骚扰等事件时，有寻求帮助并自救的能力。

1）利用环境：人多的场所，有灯光和电子监控的地方，小区、商场、停车场等场所的出入口等。

2）掌握呼救的时机：尽量在人多、男性多和有保安、警察等身穿制服人员的情况下呼救。

3）呼救要提出具体要求：呼救时，一定要对周围的人提出具体的呼救要求。比如："叔叔，我不认识他们，请帮忙报警。"

4）不要抱有侥幸心理。

十、医源性感染的控制与艾滋病相关职业防护

（一）医源性感染的控制

1. 医源性感染的定义

医源性感染是指在医学服务中，因病原体传播引起的感染。凡是在医疗、护理、预防过程中由医疗器械及设备、药物、制剂、卫生材料或提供医学服务的环境污染等导致的感染，均应称为医源性感染。这类感染通过现代的消毒灭菌、隔离防护等技术是可以有效预防和控制的。

2. 环境布局

（1）病房：艾滋病病房应划分出两个区，即污染区和潜在污染区。

污染区包括对患者进行治疗的场所、各种废弃物和污染物的处理场所，以及病房、病房和病房之间的过道、治疗室、污物间、药房等。

潜在污染区包括医生和护士的办公室、工作人员的休息房间（包括更衣室）、病房内走廊等。

一般一间病房配置 2~4 张病床。但值得注意的是，对于一

些病情复杂、危重（如昏迷、消化道出血、呼吸道出血等）的患者，需要多种治疗和仪器监测时，应该保留足够的空间。病房内应提供充分和必要的室内照明设备，尤其是需要观察或手术的室内，需要保证医务工作者在医疗操作中有一个好的视觉条件。病房内的各种设备应该陈列有序，病房内的生活设施应实用、简洁，便于擦拭。每间病房最好配备独立的洗手间。地面应进行防滑处理，防止患者意外摔倒。洗手间里配有生活垃圾袋、病房专用拖把及常用的消毒液，定期对洗手间进行清洁、消毒。

（2）就诊室：就诊室内经常保洁可以减少病原微生物的数量，从而提供卫生的就诊环境。暴露于血液污染的锐器和其他物品，使医务工作者有被感染的危险。因此，诊疗过程中使用的锐器，如注射针头、头皮针、穿刺针等应该放入锐器盒内。普通的清洁剂和水可以用于低风险区域的消毒及一般的清洗。清洁剂可以清除尘土，溶解油脂，去除污垢。另外，使用消毒剂可以快速消灭或抑制病原微生物。含有效氯5%的溶液最为常用，除此之外，5%的石酸盐也可以使用。

在医疗活动中，一些物品可能被 HIV/AIDS 患者的血液、体液等污染，这时应彻底清洗物品，做消毒灭菌处理。一次性医疗用具以及没有保留价值的废弃物如敷料、纱布等，应放入双层感染性废物垃圾袋中做焚烧处理。

3. 地面和墙面消毒

医院地面经常受到患者排泄物、呕吐物、分泌物的污染，由于人员的流动性大，如果不能及时清除地面污染，极易造成病毒的扩散。在地面没有明显污染的情况下，应采用湿式清扫，用清水擦、拖地每日 1 或 2 次，清除地面的污秽和部分微生物。当地面受到 HIV 污染时，应先采用含有效氯 5000mg/L 的消毒液处理被污染区域，再使用含有效氯 500mg/L 的消毒液拖地或喷洒地面。通常，当医院墙面受到 HIV 污染时，可采用与地面消毒相同的方法处理。墙面消毒高度一般为 2~2.5m。喷雾量根据墙面结构，以湿润不向下流水为度，一般为 50~200mL/m²。也可用过氧乙酸配制成 0.2％水溶液喷洒或擦洗墙面进行消毒。

4. 抹布、拖把消毒

（1）抹布：治疗室、换药室、办公室等分别使用不同的抹布，不得混合使用。对床进行消毒时，使用 500mg/L 有效氯消毒液进行擦拭，采用一床一巾湿扫法。用后在 250mg/L 有效氯消毒液中浸泡消毒 30 分钟，清洗干净，晒干备用。

（2）拖把：不同场所的拖把不得混用，且使用后都需要进行消毒，用 1000mg/L 有效氯消毒液浸泡消毒 30 分钟，再用清洁水清洗干净，并晾干。

5. 废弃物处理

医疗废弃物严格按照《医疗废弃物管理办法》和《艾滋病防治条例》等有关规定管理，杜绝医源性感染发生。所有锐器一律放入锐器盒内，交专职人员管理，不得再次打开锐器盒。医疗废弃物应使用不透水的双层黄色专用胶袋（感染性废弃物垃圾袋）密封，贴上警示标签方可送焚化。被污染的衣物也要有醒目标志，以便做特殊处理。其他废弃物，特别是接触过患者血液和体液的物品，要先行高压灭菌处理，再密闭于双层黄色专用胶袋内，交医疗废弃物专职人员收集，送至废弃物处理处焚烧。要做好医疗废弃物的交接工作。

（二）艾滋病相关职业防护

医务工作者在接触 HIV/AIDS 患者时，需要遵循一定的预防原则进行自我防护。如在进行手术以及可能被血液、体液污染的医疗护理操作时，都应加穿隔离衣，戴好手套，必要时还需要戴面罩、口罩和护目镜。接触污染物后要严格注意手部卫生。如误被 HIV 污染的锐器刺伤，应尽快把血液从伤口挤出，然后用大量清水彻底清洗，之后用 75％乙醇或 0.5％聚维酮碘擦拭消毒。若眼睛或口腔黏膜受到血液或体液污染，则要用大量的清水反复冲洗干净，黏膜可用 0.05％碘附冲洗。

1. 职业暴露危险

HIV 职业暴露是指医生、护士、护理员、警察、实验室技术员及监狱管理者等工作人员，在工作中意外地被 HIV/AIDS 患者的血液、体液污染了破损的皮肤或非胃肠黏膜，或被 HIV 污染了的针头及其他锐器刺破皮肤，有可能被 HIV 感染的情况。

（1）发生职业暴露的原因：医务工作者对职业暴露的危险性认识不足，缺乏对艾滋病相关知识的了解，存在侥幸心理，觉得自己不可能接触到 HIV/AIDS 患者。对于艾滋病诊断和治疗的临床经验不足。部分医务工作者存在不规范的操作习惯，例如不戴手套做 HIV 实验室操作，或不注意采取必要的防护措施，如不戴手套、不穿工作服等，使感染 HIV 的风险增加。

医务工作者职业暴露常见于下列情况：

1）外科医生、妇产科医生、口腔医生在给 HIV/AIDS 患者做手术时，被手术刀割伤或被针刺伤，包括拔牙、镶牙时被患者的牙齿或医疗器具弄伤。

2）护理人员在给 HIV/AIDS 患者抽血、注射时，被针头刺伤，或其皮肤、黏膜的伤口接触到 HIV/AIDS 患者的血液、体液等。

3）血库或化验室的工作人员被带有 HIV 的针头或玻璃弄伤，或有伤口的部位接触到被 HIV 污染的血液、体液。

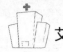

（2）职业暴露的预防原则：安全处置锐器，对所有器具严格消毒，注意手卫生，使用防护设施避免直接接触体液，安全处置废弃物。职业暴露后，虽然存在感染 HIV 的风险，但实际上感染 HIV 的概率很低。研究资料表明，医务工作者被 HIV 污染的针具刺伤后，发生 HIV 感染的概率为 0.33％，黏膜表面暴露后感染 HIV 的概率为 0.09％。暴露后急救处理措施得当，那么风险会更低。美国疾病预防控制中心的研究显示：影响针刺伤的因素包括伤口的深度、是否有可见的血液从伤口溢出、针头刺破了静脉或动脉、污染源是否来自晚期 AIDS 患者（病毒载量高）。

小贴士

HIV 的生存能力弱，在空气中存活时间较短。HIV 的传染性较弱，传染性较乙型肝炎病毒和丙型肝炎病毒弱。所以，只要医务工作者在平时工作中提高防护意识，严格遵守安全操作规程，一般情况下是不会感染 HIV 的。

2. 职业暴露的紧急处理

（1）处理流程：如果不幸发生职业暴露，暴露者首先要保持镇静，做好保密工作。然后立即进行局部紧急处理，包括局部清洗和消毒等。立即向单位负责人和当地疾病预防控制中心报告，要及时向有关专家咨询，并请专家进行风险评估，必要时服用抗病毒药物进行预防性治疗，同时做好事故记录。职业暴露处理流程如图 10-1 所示。

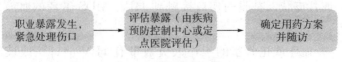

图 10-1 职业暴露处理流程

（2）紧急局部处理：只要在医疗工作中发生暴露，都应该紧急处理局部伤口，把每个事故都当成 HIV 阳性来处理，把风险降到最低。

1）血液、体液等溅洒于皮肤、黏膜表面时，应立即先用肥皂擦洗，再用自来水、清水或生理盐水冲洗。

2）如发生皮肤、黏膜针刺伤、切割伤、咬伤等出血性损伤，应立即挤出损伤局部的血液，然后用自来水、清水或生理盐水等彻底冲洗，再用 75％乙醇或 0.5％聚维酮碘对伤口局部进行消毒和包扎处理。

（3）职业暴露评估：发生职业暴露后，有关单位应请当地的疾病预防控制中心或定点医院对其暴露的级别和暴露的病毒载量水平进行感染风险评估和确定。如感染风险较高，一般需要暴露后进行药物预防；如感染风险较低，则应权衡感染风险和用药不良反应后慎重做出决定。艾滋病的职业暴露级别分为三级：

一级：体液、血液或含有体液、血液的医疗器械、物品，沾染了不完整的皮肤或黏膜，但暴露量小且暴露时间较短。

二级：体液、血液或含有体液、血液的医疗器械、物品，沾染了不完整的皮肤或黏膜，暴露量大且暴露时间较长；刺伤或割伤皮肤，但损伤程度较轻，为表皮擦伤或针刺伤。

三级：体液、血液或含有体液、血液的医疗器械、物品，刺伤或割伤皮肤，且损伤程度较重，为深部伤口或割伤物有明显可视的血液。

（4）职业暴露后预防用药：预防用药应当在发生艾滋病职业暴露后尽早开始，尽可能在较短时间内（2 小时内）进行预防用药，最好不超过 24 小时。即使超过 24 小时，也建议进行预防用药。美国疾病预防控制中心推荐：高危的职业暴露后 1～2 周仍应给予预防用药。基本用药方案和强化用药方案的疗程均为 28

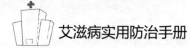

天。暴露后用药方案如下。①基本用药方案："齐多夫定＋拉米夫定""替诺福韦＋拉米夫定";②强化用药方案："基本用药方案＋利托那韦或依非韦伦"。

3. 职业暴露后监测随访

为了降低艾滋病职业暴露的危害,保证身心健康,凡是艾滋病职业暴露的人员都应定期接受 HIV 抗体检测、血常规检查、随访和咨询。

(1) HIV 抗体检测:艾滋病职业暴露发生后,应立即抽取暴露者的血样做 HIV 抗体检测,以排除是否有既往 HIV 感染。如检测结果为阴性,不论经过危险性评估后是否选择暴露后预防用药,均应在事故发生后第 4 周、第 8 周、第 12 周和第 6 个月检测 HIV 抗体。特殊情况下,如暴露者存在基础疾病,免疫功能差,产生抗体延迟,或 HIV 和 HCV 合并感染,HCV 尚未发生血清学转换者,可适当延长 HIV 抗体检测的随访时间。对于长期从事艾滋病相关工作的人员应随访到 1 年。

(2) 随访:为了及时了解职业暴露者的健康状况,除应尽早采取相应的治疗措施,降低艾滋病职业暴露的危害,还应对暴露者的身体情况进行观察和记录。如通过观察暴露者是否有 HIV 感染的急性期临床症状,可以更准确地评估感染的可能性,及时调整处理措施或用药方案。另外,通过随访还可以了解暴露后是否存在除 HIV 感染以外的其他危险,如外伤、感染引起的败血症等,如有,则给予相应的治疗处理。由于暴露后预防用药有一定不良反应,因此,艾滋病职业暴露后,如果选择预防用药,就应该由具有艾滋病相关治疗经验的医生对暴露者服药后的情况进行监测。主要监测药物的不良反应,最基本的监测指标是血常规指标、肾功能和肝功能。在开始服用药物前,最好做一次包括全血细胞计数、血小板计数、肾功能、肝功能、尿常规指标、血生化指标、肌酐指数等在内的基线检查。一般在服药 2 周后开始监测，以后每隔一周进行一次检测。如果检测结果出现停药或换药的指证，应立即停药或换药。

十一、艾滋病问题的社会分析

艾滋病问题不仅是一个单纯的医学问题，而且是一个复杂的社会学问题，有必要从社会学的角度看待艾滋病问题。

（一）社会视角下的艾滋病问题

1. 艾滋病产生与蔓延的深层原因需要在社会结构中寻找

HIV/AIDS 患者多是贫困人群，处于社会边缘。HIV 感染的危险因素很多，贫困或许并非导致艾滋病蔓延的主要因素，但却是导致艾滋病蔓延的重要因素之一。贫困人群生活相对单调，知识相对贫乏，自我保护意识相对缺乏，使得其出现感染 HIV 高危行为的可能性大大增加，从而成为艾滋病易感人群。

1995 年，世界银行专家对 72 个发展中国家的研究表明，在其他变量保持不变的情况下，低收入和收入分配不均与艾滋病的高流行率有着密切的相关性。

从国内数据来看，艾滋病在中国各省份均有分布，但疫情重灾区却集中于中西部省份，尤其是偏远落后地区。在城市里，处于城市社会底层的困难群体及边缘群体（比如农村流动人口、城市贫困居民等）成为艾滋病的易感人群。

从世界各地艾滋病疫情分布情况来看，贫困与艾滋病有着较强的相关性。贫困地区与艾滋病重灾区高度重合。

2. 艾滋病的传播与社会歧视有关

商业性行为、偶遇性行为、同性性行为等高危行为长期为主流社会的价值观和道德所不接受。艾滋病被社会中一些人视为"道德病"，这给艾滋病在医学定义之外又增加了一层文化上的定义。人们对 HIV/AIDS 患者的歧视是由对 HIV 传播知识的不了解和对艾滋病的恐惧造成的。

由于普遍存在来自自身和外界的多重羞辱和歧视，HIV/AIDS 患者的自我保护意识很强，可能采取过激行为或隐匿病情，导致高危行为增多。这样会增加防治工作的难度。歧视应视为一种社会性危险因素。HIV/AIDS 患者还可能因为受到歧视和侮辱，出现报复社会的心理和行为，影响社会稳定与和谐。许多研究表明，社会对这些群体的歧视会加重艾滋病的流行和艾滋病向普通人群传播的趋势。

因此，不能歧视 HIV/AIDS 患者。近年来通过广泛动员和宣传，人们对 HIV 的认知和对 HIV/AIDS 患者的理解有所加深，歧视行为有所减少，但仍然存在。

3. 艾滋病的传播与流行和当地政治法律因素有关

回顾欧洲应对 HIV 流行的政策和卫生制度，我们发现，政治因素是国家应对艾滋病成败的关键，尤其在流行早期，强有力的领导和全社会的广泛参与起到了决定性的作用。我们比较了泰国与加纳的三类 HIV 防治政策（安全套推广、防治信息传播、母婴阻断）。结果显示：泰国的防治工作起步早，政策成熟，安全套使用率高，对婚前 HIV 检测持支持态度，HIV 阳性孕妇能够在孕期和生产时获得母婴阻断服务；而加纳多数单身男性反对使用安全套，对婚前 HIV 检测仅持宽容态度，仅为孕妇提供HIV 检测和咨询。

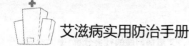

我国先后颁布了《艾滋病防治条例》《中国预防与控制艾滋病中长期规划（1998—2010）》和《中国遏制与防治艾滋病"十三五"行动计划》以及"四免一关怀"政策等。这些法律和政策对有效推进我国艾滋病防治工作起到了决定性的作用。

4. 艾滋病的传播与社会变迁有关

艾滋病在撒哈拉以南非洲的传播和殖民时期许多传染病在非洲传播一样，是沿着贸易和移民的路线蔓延的。成千上万的非洲农村青壮年离开家乡，外出打工挣钱。他们生活在条件恶劣、缺乏社会保障的环境中。在这些环境中通常性别比例严重失调，缺乏家庭生活和其他他们所熟悉的社会支持，性行为、性伴和性网络发生了改变。对改变日益恶化的经济生活状况的无望，也促使不少未婚妇女、因家庭冲突离婚的年轻妇女离开农村到城市或男性劳动力高度聚集地的周边谋生。就业机会上的性别不平等、劳动力市场的极度有限、技能的缺乏和教育程度的低下，使她们中的很多人落入性服务业和低等工作中。这些正是后来非洲艾滋病泛滥的一个重要社会背景。

5. 艾滋病的传播与社会性别有关

社会性别最早是由英国女权运动领导人玛丽·沃斯通克拉夫特提出的。社会性别是指社会对男女两性的特征角色责任的期待和规范，反映的是一种社会关系和一种社会结构，以及表示权力关系的一种途径。国内对社会性别的研究始于20世纪90年代，其中代表性的学者有王金玲、龙秋霞和潘绥铭等。他们认为，社会性别就是在适应特定社会文化的过程中所形成的性别规范、性别角色和行为方式，在不同的社会形态和历史阶段，社会性别的观念、规范和结构各不相同。社会性别作为一种社会构成，是权力关系的一种体现。这种社会构成是可以改变的，性别歧视也是可以消除的。

国内相关研究表明，社会性别对艾滋病防治有着深刻的影响。女性自我保护意识相对薄弱，对性伴的盲从加大了感染艾滋病的可能性。男性对待多性伴关系的态度较女性更为开放。女性普遍缺乏艾滋病相关知识，对艾滋病防治态度漠然。

社会性别对于 HIV 感染、获得艾滋病相关信息和服务的程度、性行为选择等都有深刻的影响。针对大学生和大学生中的男性群体的研究发现：倾向传统性别信仰的调查对象比倾向非传统性别信仰的调查对象更不能持续使用安全套，且有更多的性伴。对澳大利亚女大学生的研究说明，具有男性特征、多性伴、饮酒和吸毒是与临时性伴发生性行为的危险因素，但与安全套的使用行为无关。对美国黑人和拉丁美洲女大学生的研究说明，传统的男性信仰与选择高危行为（性交方式）有关。还有研究表明，不平等的性权力是艾滋病高危行为的重要决定因素和预测指标，而文化规范与艾滋病高危行为有显著关联。

国内青少年的调查研究表明，男生对艾滋病相关知识的知晓率普遍高于女生，性行为发生率男生高于女生，知道如何正确使用安全套的男生人数也多于女生。造成男女认识差异的原因可能是男性获取相关知识的主动性大于女性，同时社会传统习俗将"性无知"作为评定女性纯洁的标准，这阻碍了女性获取该类信息。社会性别导致男性和女性艾滋病防治相关认知和行为上的差异。相关工作人员有必要根据社会性别的因素有针对性地开展艾滋病防治实践工作。

6. 艾滋病的传播与宗教文化有关

宗教和文化通过影响人们的日常行为，进而影响艾滋病的传播。佛教主张的洁身自好有助于艾滋病预防。而某些宗教文化背景下的男尊女卑、一夫多妻等婚嫁习俗却为艾滋病的扩散提供了

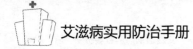

方便。更为重要的是，宗教和文化会对行为产生持久且稳定的影响。

（二）艾滋病防控应关注的社会文化因素

当前我国快速的社会变迁加剧了艾滋病的流行，如社会流动人口的日益增多、贫富差距的加大以及性别角色、社会行为和个人行为方式的变化等。艾滋病对社会和经济的发展也产生着巨大的影响。

近年来，研究者越来越意识到艾滋病防治不仅需要医学的参与，还需要社会学的参与。社会学家探讨了艾滋病传播的社会文化因素，如毒品、贫困、民族、社会伦理问题、对高危人群的歧视等。

1. 注重干预对象的参与性

干预对象即指高危人群、HIV/AIDS 患者。这部分人作为重要的桥梁人群和传染源，将 HIV 传播到一般人群，他们是艾滋病防治工作的重点对象。让这些高危人群参与防治工作的设计和开展，同时强调这些参与者在艾滋病防治活动中的重要作用，使其获得利益与权力，才能让他们更加主动地召集同伴，参与搜集艾滋病防治信息，完善艾滋病相关检测服务，也能使他们及同伴有效地预防性传播疾病。

2. 注重平等

平等与歧视对立。以社会性别为例，联合国妇女发展基金会指出，艾滋病的流行是一个社会性别问题。社会性别差异、男女之间的权利不平等等因素，导致女性比男性容易感染 HIV。此外，对性工作者的歧视、对同性恋者的歧视等也使得这类人群的艾滋病易感性增强。

3. 关注贫困

艾滋病虽不是贫困直接导致的疾病，但其传播、流行以及防治与贫困有密切的联系。首先，贫困地区人们的健康意识薄弱，健康知识水平较低；其次，贫困地区人们所能获得的卫生服务资源较少，购买卫生服务的能力较弱。

4. 关注不同地区、民族文化的特征

不同的民族具有不同的社会经济文化特征，也有不同的民族行为。例如，少数民族聚集地的社会控制机制不能照搬照抄汉族的，充分利用当地家支的权威，能起到事半功倍的效果。这些需要社会学方面的研究。

5. 关注社区、社会组织的发展

社区不光是地理位置上的社区，还包括文化的、心理的社区。社区理论对艾滋病相关的高危行为问题有较大的影响力与干预力。例如，一个以男同性恋艾滋病干预为主题的社会组织也可以称为一个社区。社会组织具有"亲和""共情""时间自由"三大不可替代的优势，是政府机构艾滋病防治工作的有力补充。

首先，社会组织最大的优势是具有亲和性。MSM 相关社会组织本身就是由圈内人群组成，了解目标人群的需求和困难，与目标人群间存在亲和性，便于深入内部开展健康教育和干预工作。其次，社会组织参加艾滋病防治工作更易产生共情心理。社会组织人员以圈内人的身份出现，容易获得信任，再加上有相同的圈子或经历，因此常常能与目标人群产生共情心理，在情感上和心理上理解对方，更易触及对方的内心。最后，社会组织具有时间自由的优势。社会组织的工作时间比较自由，有足够时间提

供服务，满足目标人群的情感倾诉或其他需求。由此可见，应该结合社会组织的特点，开展艾滋病防治工作。

6. 关注城乡差距与城乡人口流动

一些研究发现，城乡二元结构下的社会资源分配不平等可能会导致非主流群体产生高危行为。此外，城乡二元结构的建立，以及不断扩大的城乡收入差距、流动人口迅速增长等问题，也能影响艾滋病的流行。

参考资料

［1］Greene W C. A history of AIDS：looking back to see ahead ［J］. Eur J Immunol，2007，37（1）：94－102.

［2］Oni T，Mayosi B M. Mortality trends in South Africa：progress in the shadow of HIV/AIDS and apartheid ［J］. Lancet Global Health，2016，4（9）：588－589.

［3］Zhang L，Chow E P，Jing J，et al. HIV prevalence in China：integration of surveillance data and a systematic review ［J］. Lancet Infect Dis，2013，13（11）：955－963.

［4］中国疾病预防控制中心性病艾滋病预防控制中心. 2018年第3季度全国艾滋病性病疫情 ［J］. 中国艾滋病性病，2018，24（11）：1075.

［5］郑伯承. 艾滋病在中国流行三阶段 ［J］. 对外传播，1999（1）：43.

［6］吴尊友. 中国艾滋病防治面临新形势与新挑战 ［J］. 中国公共卫生，2011，27（12）：1505－1507.

［7］王丽艳，秦倩倩，丁正伟，等. 中国艾滋病全国疫情数据分析 ［J］. 中国艾滋病性病，2017，23（4）：330－333.

［8］Van Bueren J，Simpson R A，Salman H. Inactivation of HIV－1 by chemical disinfectants：sodium hypochlorite ［J］. Epidemiol Infect，1995，115（3）：567－579.

［9］国家卫生健康委员会. 中华人民共和国卫生行业标准

[S]. 2019.

[10] 中国疾病预防控制中心. 国家免费艾滋病抗病毒药物治疗手册 [M]. 4版. 北京：人民卫生出版社，2016.

[11] 中国疾病预防控制中心性病艾滋病预防控制中心. 艾滋病病毒抗体快速检测技术手册（2011年）.

[12] 中国疾病预防控制中心性病艾滋病预防控制中心. 全国艾滋病检测技术规范（2015年修订版）.

[13] 国卫通〔2019〕1号. 艾滋病和艾滋病病毒感染诊断标准（WS293−2019）[S]. 2019.

[14] 王常合，庞琳，吴尊友. 自愿咨询检测在AIDS防治中的作用及其影响因素 [J]. 中国艾滋病性病，2004，10（6）：471−473.

[15] 孙研，刘中夫. PITC的优势及其影响因素分析 [J]. 中国艾滋病性病，2011，17（6）：711−714.

[16] 中国疾病预防控制中心性病艾滋病预防控制中心. 艾滋病病毒感染者随访工作指南（2016年）.

[17] 傅华，施榕，张竞超，等. 健康教育学 [M]. 北京：人民卫生出版社，2017.

[18] Karen Glanz, Barbara K R, Viswanath K. Health Behavior and Health Education Theory, Research, and Practice [M]. San Francisco：Jossey-Bass，2008.

[19] 王亮，王燕，赵瑾珠，等. 基于计划行为理论的女性性工作者安全套使用行为影响因素的分析 [J]. 中国健康教育，2012，28（6）：445−448.

[20] 高倩，金辉，张珍，等. 健康信念对流动人口艾滋病预防行为的影响研究 [J]. 现代预防医学，2013，40（15）：2819−2822.

[21] 李彦霖，余红梅，杨帆，等. 基于社会认知理论分析

大学生安全套使用的影响因素 [J]. 中国艾滋病性病, 2018, 24 (6): 613-615.

[22] 尹瑶, 陈红. 凉山州 HIV/AIDS 患者的社会支持现状及影响因素研究 [J]. 中华疾病控制杂志, 2019, 23 (1): 110-113.

[23] 曹承建, 张琼, 朱培华, 等. 创新扩散理论在男性民工群体 HIV/AIDS 危险性行为扩散调查研究中的应用 [J]. 中国农村卫生事业管理, 2008 (9): 702-704.

[24] 贺生. 医学生艾滋病防治知识与技能 [M]. 北京: 人民卫生出版社, 2017.

[25] 卫疾控发〔2003〕37 号. 海洛因成瘾者社区药物维持治疗试点工作暂行方案. 2003.

[26] 卫医政发〔2009〕112 号. 阿片类药物依赖诊断治疗指导原则. 2009.

[27] 武俊龙, 吴尊友. 美沙酮维持治疗的有效性及其影响因素 [J]. 中国艾滋病性病, 2004, 10 (1): 69-70.

[28] 吴尊友. 我国学校艾滋病防控形势及策略 [J]. 中国学校卫生, 2015, 36 (11): 1604-1605.

[29] 刘慧君, 闫绍华. 西方艾滋病性风险行为研究的社会性别视野 [J]. 妇女研究论丛, 2009 (2): 67-72, 89.

[30] 曾吉, 曾刚, 吕繁. 艾滋病社会性别研究进展 [J]. 中国公共卫生, 2011, 27 (12): 1527-1529.

[31] 朱成华, 周艺彪, 宋秀霞, 等. 四川省凉山州艾滋病流行原因及防治状况进展 [J]. 复旦学报 (医学版), 2015, 42 (5): 675-679.

[32] Yang S, Zhai W, Pei R, et al. Factors associated with HIV infection among Yi minority residents in Liangshan Prefecture, Sichuan Province: A path analysis [J]. Medicine

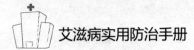

(Baltimore)，2018，97（14）：0025－7974.

　　［33］Yang S，Yang C，Liao Q，et al. Analysis of HIV prevalence among pregnant women in Liangshan Prefecture，China，from 2009 to 2015［J］. PLoS One，2017，12（9）：e0183418.